Orgasmo simultâneo

MICHAEL RISKIN
ANITA BANKER-RISKIN

Orgasmo simultâneo

Tradução de
ROBERTO ARGUS

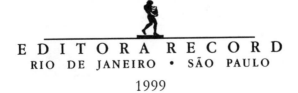

EDITORA RECORD
RIO DE JANEIRO • SÃO PAULO
1999

CIP-Brasil. Catalogação-na-fonte
Sindicato Nacional dos Editores de Livros, RJ.

R478o   Riskin, Michael
         Orgasmo simultâneo / Michael Riskin, Anita Banker-Riskin; tradução de Roberto Argus. – Rio de Janeiro: Record, 1999.

         Tradução de: Simultaneous orgasm
         Inclui apêndice e bibliografia
         ISBN 85-01-05434-3

         1. Orgasmo. 2. Sexo. I. Título.

99-0695
                                    CDD – 613.96
                                    CDU – 613.88

Título original americano
SIMULTANEOUS ORGASM

Copyright © 1997 by Michael Riskin, Ph.D., e Anita Banker-Riskin, M.A.

Todos os direitos reservados.
Proibida a reprodução, no todo ou em parte, através de quaisquer meios.

Direitos exclusivos de publicação em língua portuguesa para o Brasil adquiridos pela
DISTRIBUIDORA RECORD DE SERVIÇOS DE IMPRENSA S.A.
Rua Argentina 171 – Rio de Janeiro, RJ – 20921-380 – Tel.: 585-2000
que se reserva a propriedade literária desta tradução

Impresso no Brasil

ISBN 85-01-05434-3

PEDIDOS PELO REEMBOLSO POSTAL
Caixa Postal 23.052
Rio de Janeiro, RJ – 20922-970

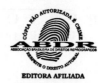

Sumário

Introdução O Orgasmo Que a Natureza Apóia 21

Parte Um Sabendo Que Você Pode

Capítulo 1 O Orgasmo Simultâneo Acidental Não É Acidente 31

Capítulo 2 A Inversão de Kinsey: A Verdadeira Razão 47

Capítulo 3 É Estupendo... Cósmico... e ao Seu Alcance 61

Parte Dois Aprendendo Como

Capítulo 4 Antes do Jogo: Preparando o Terreno para um Sexo Fantástico 85

Capítulo 5 Prazer — Melhorando o Controle: Um Programa para Homens 103

Capítulo 6 Prazer — Melhorando a Liberação: Um Programa para Mulheres 145

Capítulo 7	Aumentando Seu Prazer: Dominando o Orgasmo Múltiplo 183
Parte Três	Intensificando o Vínculo
Capítulo 8	E Agora, o Momento Que Vocês Esperavam 207
Capítulo 9	Não Deseje por Último, Deseje Primeiro! 227

Bibliografia 253
Leitura Recomendada 255
Apêndice 261
Índice 265

Relação de Exercícios

Capítulo 3　　Explorando Sua Sexualidade de Adolescente:
　　　　　　　Na Segunda Vez é Melhor!　65
　　　　　　　Explorando Sua Sexualidade de Adolescente
　　　　　　　　Como um Casal: Parte Um　71
　　　　　　　Explorando Sua Sexualidade de Adolescente
　　　　　　　　Como um Casal: Parte Dois　74
　　　　　　　A Carícia Dorsal　78

Capítulo 5　　A Carícia Genital Básica　108
　　　　　　　Sintonizando-se com Sua Excitação　111
　　　　　　　A "Contração" da Excitação Consciente　112
　　　　　　　Aprendendo a Chegar ao Pico　113
　　　　　　　Consciência da Excitação Básica a Dois　115
　　　　　　　Começar e Parar: Chegando ao Pico com
　　　　　　　　a Parceira　117
　　　　　　　Alcançando Sozinho o Pico com o Músculo
　　　　　　　　PC　120
　　　　　　　Alcançando o Pico a Seu Modo com o
　　　　　　　　Músculo PC　122
　　　　　　　Subindo Cada Vez Mais Alto com o "Freio"
　　　　　　　　PC　122
　　　　　　　Alcançando o Pico com a Parceira: Parte
　　　　　　　　Dois　124
　　　　　　　Alcançando o Pico com a Parceira:
　　　　　　　　Uma Variação Avançada　125
　　　　　　　Mantendo o Nível Sozinho: Respiração　127

Mantendo o Nível Sozinho: Contração
do PC   128
Mantendo o Nível Sozinho: Alternando os
Toques   128
Mantendo o Nível Sozinho: Mudando
Seu Foco   129
Criando Nivelamentos com sua Parceira   132
Amor Lado a Lado   135
Usando o Músculo PC como Controle   137
A Posição Tridente   138
Mantendo o Nível durante a Relação Sexual   140

Capítulo 6   Reconectando-se com a Sexualidade,
Redespertando o Desejo: Um Exercício
Orientado de Visualização   150
Passos Cognitivos para Maior Liberdade Sexual   153
Orgasmos Vaginais   160
Pico e Manutenção de Nível   166
Finja até Conseguir   171
Toalha sobre o Rosto Dele   172
Distraia a Distração   174
A Intrépida Cavalgada   175

Capítulo 7   O Foco Sensório a Serviço do Orgasmo
Múltiplo   187
Praticando com Seu Parceiro   190
Orgasmos Múltiplos durante a Relação
Sexual   191
Peça Mais Apoio a Seu Parceiro   192
Consciência da Ejaculação Sozinho   196
Consciência da Ejaculação com sua Parceira   197
Orgasmo Múltiplo Sozinho   198
Orgasmo Múltiplo com Sua Parceira   200

Relação de Exercícios

Capítulo 8	O Ensaio Final 211
	Alcançando o Orgasmo Simultâneo Múltiplo 224
Capítulo 9	Peça o Que Quer: Versão 1 230
	Peça o Que Quer: Versão 2 232
	O Jantar Estilo Tom Jones 233
	Seu Guia Interior 235
	A Caminhada Cega 236
	Servidão e Dominação 237
	O Código Morse Pênis-Vagina 238
	Trocando de Foco Consigo Mesmo 239
	Trocando de Foco em Parceria 239
	Trocando de Foco em Parceria durante o Sexo Oral Mútuo 240
	Comunicação Não-verbal Usando as Mãos 242
	Masturbação Mútua: Satisfazendo-se Juntos 243
	Exercício de Fantasia Individual 246
	Partilhando uma Fantasia com Seu Parceiro 246
	Atividades e Fantasias Eróticas 248
	Fluxo de Consciência: O Construtor Definitivo de Confiança e Intimidade 249

Agradecimentos

Quem Somos e Por Que Temos a Pretensão de Entrar no Seu Quarto

O livro que está em suas mãos representa a colaboração de diversos indivíduos. Por isso, se algumas vezes observar vozes distintas surgindo do texto, não se preocupe: você não enlouqueceu. Simplesmente respeitamos o estilo e a sabedoria de cada um enquanto tornávamos este livro tão útil para você quanto possível. Em outras palavras, honramos e celebramos a união de nossas diferenças, assim como lhe pedimos que o faça no contexto de seu próprio relacionamento. É claro que colaborar num livro não é exatamente o mesmo que um orgasmo simultâneo, mas com certeza foi uma sensação muito boa quando terminamos.

Eis a equipe: Os clientes do Centro de Psicoterapia Riskin-Banker, a inspiração para tudo neste livro.

Michael Riskin, Ph.D., MFCC, terapeuta sexual diplomado e sócio fundador do Centro de Psicoterapia Riskin-Banker. A força geradora deste projeto foi o conjunto de suas idéias, perseverança e entusiasmo. Sua especialidade e interesse constante está ajudando muitos homens a descobrirem e expressarem seu dom da masculinidade.

> Escrever esta seção de agradecimentos tornou-me consciente de algo muito importante. É mais uma vez a compreensão de que Anita e eu ainda estamos completamente loucos e apaixonados um pelo outro após todos esses anos. É como se estivéssemos realmente depositando nosso dinheiro onde está a boca — ou seja, o velho conceito do "faça o que prega".

Há dois dias voltamos de uma viagem a Las Vegas onde renovamos nossas promessas de casamento na Graceland Chapel, junto com Elvis (eu, na minha jaqueta "Rock and Roll Forever" pintada à mão e ela em um dos seus trajes muito sensuais, preto e aderente, que me deixa louco de desejo. Ali estávamos, em prantos e praticamente incapazes de repetir os juramentos. Bastante apropriado neste ano da publicação de nosso livro sobre como cultivar relacionamentos e sexualidade).

Considero-me uma pessoa de muita sorte, porque minha esposa é muito melhor do que alguma vez imaginei possível. Precisei assumir uma série de riscos — principalmente com Anita — mas valeu a pena. Vá em frente e arrisque-se uma vez ou duas você também.

Anita Banker-Riskin, M.A., MFCC, terapeuta sexual diplomada, é a diretora executiva do Centro de Psicoterapia Riskin-Banker. Conceitual e praticamente falando, este livro simplesmente não existiria sem seus extraordinários esforços. Anita nunca hesitou em sua dedicação profissional e encorajamento amoroso para com todos neste projeto. Ela ajudou muitas mulheres a liberarem mais ardentemente seu potencial sexual.

Sem experiência anterior e com uma grande quantidade de dúvidas, encontrei-me escrevendo, com dificuldade e amedrontada, a parte que me cabia neste livro. Quando me sentia atolada, seguia meus próprios conselhos, falava positivamente comigo mesma, relaxava e encarava o medo.

Tento viver diariamente segundo os princípios deste livro. O foco contínuo da minha vida é alinhar a minha parte material, animal, com o lado intelectual, e a vida parece cada vez melhor.

De vez em quando Michael consegue ser irritantemente macho quando não estou com disposição e também irritantemente não-macho quando estou disposta. Na maioria das vezes sua masculinidade e minha feminilidade se harmonizam. O mais importante (principalmente em épocas de verdadeiras crises) é que sei que ele me ama muito.

Anita e Michael são marido e mulher, pais, sócios em negócios e co-autores que comemoram continuamente a solução de suas dife-

Agradecimentos 13

renças em diversos níveis. Eles podem falar pessoalmente sobre este assunto, pois desfrutam com regularidade de orgasmos simultâneos. Trabalharam profissionalmente durante muitos anos como sócios e co-terapeutas, tratando de casais em busca de uma vida melhor.

Deborah Grandinetti, com um diploma universitário em jornalismo (e outro, honorário, de espírito humano, emitido pelo universo), é nossa amiga e editora superestrela. Designada na capa como "com", ela verdadeiramente nos acompanhou durante toda a jornada. Pegava montanhas de material escrito e gravado e o esculpia em trabalho profissional, orientando-nos desde o estágio inicial ao manuscrito completo. Deborah colaborou em vinte livros, dois dos quais se tornaram *bestsellers*.

> Quando Michael e Anita me pediram para ajudá-los a escrever este livro para a Hunter House, eu estava trabalhando em tempo integral. A perspectiva de passar noites e fins de semana, sozinha no computador, escrevendo sobre sexo, decididamente não me atraía. Quando me disseram que não prosseguiriam sem mim, como poderia dizer não? Duas pessoas que, após dezoito anos de casamento, ainda ardem uma pela outra, têm realmente algo de valioso a transmitir, principalmente em uma época em que as estatísticas sobre divórcio estão tão elevadas.

Alicia Snelen, M.A., nossa cara e maravilhosa amiga e colega, vem trabalhando no centro como terapeuta auxiliar há treze anos. Ela desempenha o importante papel de educadora imparcial, permitindo que clientes sem parceiros mantenham a dignidade e melhorem a auto-imagem enquanto exploram sua sexualidade. Além de grandes percepções e reflexões sobre homens e mulheres, ela forneceu instruções detalhadas para diversos exercícios. Quem poderia apresentar melhores qualificações que Alicia, tendo pessoalmente executado alguns deles milhares de vezes?

> Graças aos meus pais, que me educaram com inesgotável encorajamento, confiança, amor e respeito, cresci acreditando que eu poderia ser e fazer qualquer coisa que quisesse.

Trabalhando durante treze anos com Michael e Anita, tive o privilégio de fazer parte de uma inigualável equipe de terapeutas. Agradeço aos meus clientes por depositarem sua confiança em mim e me permitirem participar de suas jornadas. Suas determinações e realizações são testemunhas da força do espírito humano.

Claudia Miles, M.A., é assistente de Deborah. Ela está desenvolvendo sua própria prática psicoterapêutica no norte da Califórnia. Estilista de muitas "pequenas inserções", sua presença pode ser sentida nas pequenas jóias espalhadas no decorrer deste livro.

Phillip Plotkin, M.A., é o faz-tudo interno de Anita. É a influência sempre tranqüilizadora, que continuava a ajudar enquanto o restante de nós tinha ataques.

Geralmente os autores mencionam o incentivo para a publicação. Em nosso caso é o contentamento.

A *Kiran Rana*: porque você nos disse coisas que não tinha certeza se gostaríamos de ouvir.

A *Dana Weissman*: porque ouviu coisas que não tínhamos certeza se gostaria de ouvir.

A *Lisa Lee*: porque dedicou um tempo para conhecer o livro antes de editá-lo.

A *Corrine Sahli*: porque não se concentrou em nada mais além do sucesso.

Menções especiais para Mãe Jeanette — mãe e avó suprema — e Prima Minna — artista, musicóloga e conferencista — só porque as amamos.

Finalmente, amor, abraços e agradecimentos a nossos filhos Laura e Jeff que, com sua boa índole, nos toleraram enquanto tentávamos descobrir como sermos pais eficientes (uma habilidade muito mais difícil de dominar do que orgasmos simultâneos).

Este livro foi criado com o objetivo de ajudá-lo a melhorar sua vida, independente do seu ponto de partida, transmitindo o que aprendemos. Esperamos que sua experiência com *Orgasmo simultâneo* seja boa; sabemos que vem sendo assim para nós. Encorajamos veementemente suas opiniões e comentários!

Prefácio

Fiquei muito satisfeita quando me pediram para escrever o prefácio de *Orgasmo simultâneo*, escrito por Michael Riskin e Anita Banker-Riskin. Minhas palavras vêm de um lugar de irrestrita consideração profissional por seu trabalho e respeito pessoal por sua integridade.

Michael e Anita me treinaram para trabalhar como parceira substituta em 1980 e tivemos uma associação profissional bem-sucedida por mais de quinze anos. Embora eu os considere os "Masters e Johnson da Costa Oeste", eles obtiveram avanços conceituais e práticos muito além daqueles outros praticantes de terapias sexuais.

Durante mais de vinte anos, Michael e Anita trataram de maneira criativa e eficiente uma enorme gama de problemas clínicos para casais e pessoas sozinhas. O que os torna ainda mais especiais é a maneira com que ajudaram os seus clientes "normais" a alcançar graus mais elevados de satisfação e realização nos relacionamentos. Em um campo onde o desgaste profissional é comum, Michael e Anita conservam um senso de alegria e admiração sobre sexualidade que transmitem aos leitores.

Existem muitos livros sobre sexo do tipo "como fazer". O que torna este livro particularmente importante é que, embora as técnicas de Michael e Anita sejam eficientes, sua utilidade não se limita a resolver problemas. Dentre as implicações mais fortes e inigualáveis está a focalização nos ditames sexuais — como homens e mulheres podem chegar a um relacionamento em igualdade de posições quanto ao poder pessoal, enquanto mutuamente respeitam e honram as diferenças que os distinguem como homens e mulheres.

Quem quer que seja parte de um casal ou que assim o deseje ser, ganhará algo valioso com *Orgasmo Simultâneo*. Dentre todos os livros que Michael e Anita poderiam ter escrito, alegro-me por este; é um acréscimo importante e necessário à literatura existente nesse campo dinâmico.

Barbara Keesling, Ph.D.
Newport Beach, 1997

Este livro é dedicado à nossa irmã, Gail,
e à gatinha Nowheres.

Observação Importante

Este livro destina-se, em sua maioria, ao leitor cujas preferências sejam heterossexuais. Por quê? Simplesmente porque é em que se baseia a maior parte do nosso conhecimento, reunido no transcurso de vinte anos de pesquisa e prática clínica. Você lerá sobre a celebração e ligação de *diferenças baseadas em gênero*, inclusive os fatores sexuais, emocionais e práticos inerentes a um relacionamento heterossexual. Quando nos referirmos a um *ditame de gênero*, estamos falando das necessidades inatas que precisam ser reconhecidas e satisfeitas por homens e mulheres para a melhora não só de suas vidas individuais, mas também da qualidade de seus relacionamentos heterossexuais. Isso não quer dizer que *Orgasmo simultâneo* é exclusivamente para casais heterossexuais. Algumas sugestões de exercícios para desenvolvimento do potencial sexual, relacionamentos e intimidade e a descrição das fisiologias masculina e feminina são *de orientação neutra*. Também se aplicarão e serão úteis a casais *gays* ou lésbicos.

Seja qual for sua preferência, esperamos que se beneficie em grande escala com o que temos a oferecer.

Introdução

O Orgasmo Que a Natureza Apóia

A vida, às vezes, nos traz prazeres maravilhosos e inesperados. Um desses veio sob a forma de "...Se Sexo É Bom Para Ela", um artigo que encontramos no *Los Angeles Times*, perto do Dia dos Namorados, no ano passado.[1] Esse pequeno tesouro provou algo polêmico que suspeitávamos há bastante tempo: Há mesmo um propósito biológico para o orgasmo feminino!

Com os homens, esse propósito é óbvio: Sem as contrações musculares do orgasmo e o prazeroso jato da ejaculação, o esperma teria muito mais dificuldade para navegar a distância até o óvulo, e a concepção talvez nunca ocorresse. Por outro lado, se as mulheres não precisam atingir o orgasmo para conceber, por que a natureza induziria nelas um reflexo orgásmico tão poderoso, permitindo facilmente, na verdade, que usufruam de orgasmos múltiplos em rápida sucessão? Que objetivo revolucionário está sendo apresentado?

Devido à ausência de evidências palpáveis, brotaram muitas teorias. Alguns terapeutas chegaram até a sugerir que o orgasmo feminino servia à evolução ao tornar o sexo mais prazeroso aos homens e dando-lhes ainda mais motivos para buscá-lo. (Acreditamos que o prazer experimentado pelas *mulheres* é que torna o sexo mais disponível aos homens!)

Agora os cientistas descobriram provas de que o orgasmo feminino facilita a fertilização. Os estudos mostraram que "o orgasmo feminino... quando adequadamente sincronizado com a ejaculação masculina... puxa para dentro e retém maior quantidade de esperma".[2] Outro pesquisador descobriu que quando o orgasmo feminino ocorre até um minuto antes ou pouco depois do orgasmo do parceiro, a retenção de esperma é notadamente maior do que no caso do sexo monorgástico.

Num aparte interessante, os cientistas concluíram que "a mulher pode influenciar seu destino reprodutivo ao decidir se deve ajudar a puxar mais células espermáticas desse parceiro específico". Em outras palavras, as contrações musculares do orgasmo auxiliam grandemente o esperma, ao impeli-lo em direção ao óvulo.

Quando lemos aquilo, bem... a terra tremeu! Que melhor prova poderíamos lhe apresentar de que o orgasmo simultâneo, além de natural, é *defendido* pela natureza? Para nós essa pesquisa significou o último elo que faltava entre o orgasmo simultâneo e o que chamávamos de ditames de gênero — os impulsos biológicos que nos estimulam como seres sexuais: os impulsos para a reprodução, para dar à luz e para manter uma nova vida.

Como terapeutas sexuais e como marido e mulher, sabemos que as relações sexuais geram profundas ligações emocionais entre amantes. O orgasmo simultâneo, em particular, tem um efeito profundo, duradouro, nos relacionamentos e nos indivíduos. A natureza sabia exatamente o que estava fazendo quando destinou o orgasmo simultâneo à criação de ligações emocionais e ao aumento da probabilidade de concepção. A intensa união de um homem e uma mulher é um modo verdadeiramente impressionante para uma criança vir ao mundo, e que melhor maneira pode existir para assegurar o compromisso entre os pais?

Todos podem ter um orgasmo, e qualquer casal pode experimentá-lo junto. Essa afirmação é a posição adotada pela maioria dos terapeutas sexuais e discutida no Capítulo 2.

É importante que você saiba, desde o começo, que nós *não* defendemos "esforços" na cama. A união sexual deve ser uma forma de expressão descontraída, de alegria e liberdade — não outra arena de ação. Existem muitas outras maneiras melhores para você se prender... se estiver disposto a tal tipo de coisa!

Esse é um ponto importante para quem receia que este livro pretenda incentivar uma preocupação com desempenho em relação ao sexo ou que nossa abordagem destruirá qualquer espontaneidade existente em sua vida. O mundo pode ser um labirinto de rotinas, então você tem todos os motivos para manter sagrada a característica do sexo. É por isso que enfatizamos: *A arte dos orgasmos simultâneos não exercerá qualquer pressão adicional sobre qualquer um de vocês*. Na verdade, provavelmente aliviará a pressão, estando em harmonia com o modo como a natureza nos fez. Um orgasmo simultâneo é uma das maneiras mais maravilhosas de comemorar a união das naturezas masculina e feminina.

Para quem considera "a alternância" um fato da vida, o orgasmo simultâneo pode ser libertador. Essa experiência alivia as tensões que envolvem a questão "Quem, desta vez, chegará primeiro ao orgasmo?" Também elimina a possibilidade e a necessidade de expressar insatisfação sexual com comportamentos que sabotam relacionamentos. O orgasmo simultâneo faz com que se conscientizem do momento, impelindo um para o outro, e faz com que se concentrem na essência de seu relacionamento e união. Ele liberta o poder de forjar laços íntimos e duradouros. Finalmente, é o grande equalizador na cama, como será visto no Capítulo 1.

Nós lhe pediremos que experimente os exercícios eróticos deste livro, mas que não julgue nem a si mesmo, nem à sua parceira. O objetivo deste livro é colocá-lo em contato com o que seu corpo já sabe. Quando ele souber como, o orgasmo simultâneo ocorrerá praticamente sem esforço. Os amantes que experienciam o orgasmo simultâneo acidentalmente, muitas vezes não compreendem como seus corpos sabem mas, de algum modo, assim é.

Eis alguns fatos importantes que você deverá saber ou esperar à medida que se aprofunda neste livro:

Você está embarcando numa jornada de exploração sexual. O orgasmo simultâneo talvez não ocorra tão cedo, principalmente se ainda não houver uma harmonia sexual entre os dois parceiros. Aprender esse processo de harmonização é delicioso. Quando os canais de prazer em seu próprio corpo se abrirem e você conseguir manter elevados níveis de excitação, então ambos conseguirão chegar juntos ao clímax facilmente.

O método de conscientização sensual deste livro ensinará a controlar ondas de excitação cada vez mais elevadas sem interromper a atividade sexual. Isso significa que a ligação física poderá continuar com prazeres ainda mais profundos cada vez que se iniciar um novo ciclo de excitação. Você aprenderá como prolongar o prazer, como atingir níveis mais elevados e como se render completamente ao orgasmo. As habilidades sexuais desenvolvidas nesse processo de ensinar o orgasmo simultâneo a seu corpo lhe darão mais prazer e maior domínio.

Quando se trata de prazer sexual, a palavra chave é "escolha". Todas as técnicas sexuais na Parte Dois deste livro são sobre escolha e variação. Essas técnicas farão com que você se familiarize de tal modo com seu corpo e estilo sexual natural que conseguirá, sem esforço, manter o grau de intensidade que quiser, durante o tempo que desejar. Então será fácil decidir mergulhar para o orgasmo junto com quem ama, fundindo-se em ondas de prazer como um só. Também poderá apreciar os picos de prazer sem chegar ao clímax ou, se preferir, tentar ter um orgasmo após outro, em uma rápida rajada de fogos de artifício sexuais. A variedade de opções que você trará aos seus jogos amorosos só ficará limitada por sua imaginação e desejo.

Há outro aspecto único e poderoso do orgasmo simultâneo que queremos partilhar com você: *Ele pode ser espiritualmente revigorante e lhe dar uma sensação de totalidade.*

Num sentido bastante verdadeiro e bonito, o orgasmo simultâneo pode provocar aquela união especial a que os profetas se referiram quando escreveram que dois devem ser como uma só carne. Esse é o significado do ato sexual sob o ponto de vista literal, físico, mas o orgasmo simultâneo o transporta além de seu eu, para o êxtase emocional. Para alguns casais, esse é o portal para a dimensão transcendente, resplandecente, da experiência humana.

A mútua vulnerabilidade atingida neste ponto do clímax, quando vocês se dissolvem juntos naquele êxtase livre de qualquer ansiedade, é um momento inigualável. A abertura total para as energias faz com que um se torne uma parcela mais integral do outro. Depois de algum tempo tendo orgasmos simultâneos, os parceiros se compreenderão melhor ou observarão que lidam mais facilmente com as energias um do outro, como se estivessem aprendendo por osmose, através do corpo da pessoa amada, imergindo naquele agradável estado que ambos, amorosamente, criam juntos.

Não importa para onde o orgasmo simultâneo os leva. Ambos, com certeza, serão regiamente recompensados. O processo da exploração erótica será tão prazeroso e significativo quanto o resultado final, por isso, relaxem, tenham calma, deleitem-se com o aprendizado à medida que ele se desenvolve e, acima de tudo, divirtam-se!

Como Ler Este Livro

Dependendo do que você espera, leia as duas partes do modo que melhor traduza seu relacionamento com a sexualidade. Organizamos este livro para que ele satisfaça as necessidades de sua mente, seu corpo e suas emoções.

A Parte Um, "Sabendo Que Você Pode", lhe dará informações sobre a base cultural e psicológica de chegar ao clímax ao mesmo tempo — para satisfazer sua mente. Enquanto você lê estes três capítulos, tente se abrir honestamente à possibilidade do orgasmo simultâneo. Uma vez tendo convencido seu intelecto de que isso é possível e desejável, será mais fácil para seu corpo experienciá-lo.

A Parte Um também explicará como preservar uma união confiável e apresentará técnicas para lidar com as inevitáveis tensões que surgem em relacionamentos íntimos. Se você nunca lidar com essas tensões, então até mesmo a mais ardente dinâmica sexual fracassará. As mulheres, em particular, consideram que mágoas, raiva ou ressentimentos constantes atenuam qualquer desejo sexual.[3]

A Parte Dois, "Aprendendo Como", descreve uma série de exercícios que darão a ambos as habilidades sensuais e físicas que permitem o orgasmo simultâneo e a escolha orgástica. O Capítulo 5, sobre controle da ejaculação, escrito por Michael, é para os homens; o Capítulo 6, sobre orgasmo feminino, de autoria de Anita, é para as mulheres. Ambos os capítulos percorrem gradativamente uma série de exercícios: alguns devem ser realizados individualmente e outros são para fazer juntos. Como homens e mulheres são muito diferentes quando se trata de sexo e sexualidade, os capítulos diferem bastante quanto ao foco e à característica. (Mas não esqueçam, na diferença é que está o encanto!)

Sugerimos que só comece a Parte Dois depois de ler o Capítulo 4 junto com o(a) parceiro(a). Depois comprometa-se a ler o capítulo do(a) parceiro(a) pelo menos uma vez. Isso ajudará a compreender melhor a sexualidade do sexo oposto. Quando chegar o momento de ler seu próprio capítulo, organize um plano com tempo suficiente em sua rotina normal para experimentar os exercícios a sós. Combine com o(a) parceiro(a) um tempo disponível para os exercícios a dois. Tenha em mente que os exercícios são explorações sexuais — considere-os como uma oportunidade de aprendizado e prazer, não como uma tarefa obrigatória.

A Parte Três, "Aperfeiçoando a União", irá ajudá-lo a manter viva sua vida sexual. Nesse ponto, talvez você venha a reconhecer que há épocas em que a profunda experiência de um sexo fantástico pode ajudá-lo a entender como as discordâncias ou a falta de compreensão podem ser banais. A proeza está em reconhecer o que é trivial e o que precisa ser discutido com franqueza, honestidade e segurança.

Os dois capítulos da Parte Três têm como objetivo desenvolver as habilidades para fazer o que foi mencionado no parágrafo anterior. Eles fornecem as ferramentas práticas para que um abrace o outro e "cheguem juntos" em qualquer nível — físico, mental, emocional e espiritual. Lembre-se de que as brincadeiras e carinhos que antecedem qualquer união sexual podem ser passatempo de vinte e quatro horas. E assim deve ser, para que as vidas de ambos se unam e consigam experimentar os prazeres do amor.

E Se o(a) Parceiro(a) Não Estiver Interessado(a)?

Se você quiser tentar o orgasmo simultâneo e o(a) parceiro(a) não estiver interessado(a), experimente deixar este livro por perto. Depois de algum tempo, fale sobre o assunto empregando o pronome "eu", como, por exemplo, "Querido(a), nossa vida sexual é muito importante para mim e eu gostaria realmente de experimentar o orgasmo simultâneo. Que tal tentá-lo comigo?"

As declarações que incluem o "eu" são um bom meio de abordar tópicos difíceis, porque não tendem a provocar reações defensivas. O pronome "você", como em "Você nunca faz coisa alguma para mim. Por que não trabalha comigo de modo a termos um orgasmo simultâneo pelo menos uma vez?", pode fazer com que qualquer um "pise nas tamancas" e assuma uma atitude defensiva ou fique zangado.

Se, após discutir o caso, o(a) parceiro(a) não se interessar pelo orgasmo simultâneo, você ainda pode se beneficiar, seguindo sozinha(o) estas explorações sexuais. Através das orientações deste livro, você chegará a compreender muito melhor seu desejo e potencial sexual. Ficará mais harmonizada(o) com seus próprios centros e padrões de prazer. Terá um maior entendimento da dinâmica sexual de ambos. Então não se surpreenda se, após ter feito tudo isto, seu(sua) parceiro(a) mudar de idéia!

Notas

1. Kathleen Kelleher, "Odds of Conception May Be Better If Sex Is Good For Her", *Los Angeles Times*, 19 de fevereiro de 1996, seção E.
2. Ver nota 1 acima.
3. O relacionamento emocional/sexual é uma reação natural, parcialmente o resultado da composição bioquímica feminina. As mulheres apresentam níveis de estrogênio muito mais elevado e este predispõe emocionalmente. (Os homens também têm pequenas quantidades de estrogênio.) Quanto mais elevados, tipicamente, os níveis de estrogênio, mais emocional é o indivíduo. Por outro lado, os níveis de testosterona nos homens fazem com que se predisponham a um maior desprendimento emocional.

Parte Um
Sabendo Que Você Pode

Capítulo 1

O Orgasmo Simultâneo Acidental Não É Acidente

> Porque o amor... tem duas faces; uma branca, a outra negra; dois corpos; um suave, o outro peludo. Tem duas mãos, dois pés, duas caudas, dois, sem dúvida, de todos os membros e cada um deles é o oposto exato do outro. Mesmo assim, estão tão estritamente ligados que não se consegue separá-los.
>
> Virginia Woolf, Orlando

Um homem e uma mulher num jardim paradisíaco. Segundo uma das mais perduráveis parábolas da história, foi assim que tudo começou. O homem tinha poder sobre todos os animais e pássaros, mas ainda se sentia solitário. A mulher veio por si só quando o homem estava adormecido, e fizeram amor. E embora ambos estivessem nus, não tinham vergonha.

Se alguma vez existisse um arquétipo com a força da verdade, o Jardim do Éden o seria. Ele se refere a uma era inocente, quando nossas relações com o mundo eram instintivas e sensoriais. O Éden era simples e resplandecente. Lá não existiam máquinas de fax, fraldas sujas ou jogos de hóquei. Não havia meias malcheirosas no chão, calcinhas gotejantes no banheiro, nem tampas de vaso sanitário sobre as quais discutir. Nada de ERA ou Movimento dos Homens.

Nossas vidas cotidianas talvez pareçam um grito distante do esplendor do Éden mas, mesmo assim, na esfera de cada relacionamento verdadeiramente íntimo, a promessa do paraíso ainda exerce seu poder de atração. É uma graça que pode ser invocada em seus momentos de intimidade. É certo que em determinadas épocas essa graça está oculta e indefinível, mas nunca desaparece de verdade. O paraíso existe e aguarda pacientemente que você retorne.

Para chegarem lá, juntos, vocês precisam estar dispostos a se entregarem sem restrições. Não somente seus corpos, mas também seus pensamentos e sentimentos, sua parte sutil. Devem desejar lançar tudo no fogo da felicidade nupcial, para experimentar a intensa energia que corre como centelhas ao longo da periferia de seus corpos, enquanto o fogo no interior arde com mais intensidade e calor. E se forem realmente corajosos, permitirão que suas chamas ardam como uma só, envolvendo ambos.

Isso significa despertar novamente o eu instintivo — o sensualista, o reverente, o aventureiro. Significa que devem se animar para abranger a plenitude de Eros, abrindo-se para a experiência remissória da unificação, sabendo que não estão sozinhos, não são indignos nem indesejados. E que grande alívio isso é! O mundo ao seu redor começa a se modificar. Vocês literalmente "andam na beleza" como o descreve a nativa expressão americana, irradiando vitalidade e paz a todos que encontram.

Não acreditam? Vimos essa força mudar vidas. Todos têm poder para realizar este amor paradisíaco, casal a casal, coito a coito. Diz-se que a paz começa no lar e, para parceiros comprometidos, o profundo amor sexual pode renovar a presença do sagrado em meio à rotina diária. Pensem nisto: podemos trazer paz ao mundo, dois a dois, em nossos leitos conjugais — ou em qualquer outro lugar da casa, talvez no chuveiro, ou no banco de trás daquele Chevy 57 — quando bate o desejo. Todo casal pode encontrar a estrada para o paraíso. Simplesmente permitam que a pomba do seu desejo mostre o caminho, que a da paz virá logo a seguir.

Prazer e Paz entre Iguais

Como podemos fazer a infame alegação de que o fantástico sexo entre parceiros comprometidos contribui para a paz mundial? Vejamos a história. Em seu pioneiro trabalho erudito, *The Chalice and the Blade*, Riane Eisler fez justamente isso e chegou a algumas conclusões emocionantes. Na antiga Creta, onde "a paz perdurou durante 1.500 anos, tanto em casa quanto longe, em uma época de guerras incessantes" homens e mulheres festejaram suas diferenças sexuais. Segundo Eisler:

> ...o estilo de vestido com os seios nus para as mulheres e as escassas roupas enfatizando os órgãos genitais para os homens demonstram uma franca apreciação das diferenças sexuais e o prazer que se tornou possível devido a essas diferenças. Partindo do que agora sabemos através da moderna psicologia humanística, esta "união de prazer" teria fortalecido um sentido de mutualidade entre homens e mulheres como indivíduos.[1]

Numa época em que outras nações-estados bárbaras exploravam a dinâmica do poder através da dominação, as pessoas da antiga Creta "pareciam ter diminuído e desviado sua agressividade por meio de uma vida sexual livre e bem equilibrada", escreve o historiador cultural Jacquetta Hawkes.[2] Hawkes, Eisler e outros estudiosos acreditam que essa compreensão sobre as diferenças sexuais muito contribuíram para o "espírito normalmente pacífico e harmonioso predominante na vida cretense".[3]

O que era verdadeiro para os povos da antiga Creta também o é hoje. Nossos muitos anos de pesquisas e aconselhamento sexual nos levaram a crer que o único modo de homens e mulheres realmente viverem juntos em harmonia é por meio de reconhecimento e apreciação sinceros das diferenças baseadas no gênero sexual. Enquanto Eisler, Hawkes e outros chegaram a essa conclusão através de pesquisa histórica, nós chegamos a ela após aconselharmos milhares de casais com dificuldades conjugais ou de relacionamento e depois de resolvermos nossos próprios problemas de relacionamento como um casal. A única maneira de criar uma paz duradoura em nossos relacionamentos — do tipo que extravasa para o mundo exterior — é uma aceitação amadurecida de nossas diferenças fundamentais. Isso significa reconhecer que nossas diferenças não são de valores, mas de função, como expôs com grande eloqüência o falecido psiquiatra italiano Robert Assiagoli, M.D.

A paixão e a paz de Creta é uma escolha que exige esforço de qualquer casal, enquanto ambos equilibram seus problemas de poder, padrões de relacionamento e bagagem do passado. Como cultura, também temos que nos unir para escolher. Estamos prontos para pôr um fim na guerra dos sexos? Muitos de nós, com certeza, pensam que já durou bastante. Podemos libertar o sexo da mancha da deslealdade sexual?

Quando você olha para todas estas provas, é evidente que nenhum dos sexos saiu dessa guerra desarmado. Suas motivações e conseqüências passam de geração a geração. Como terapeutas sexuais, conjugais e familiares, já vimos muito sofrimento desnecessário. Acreditamos ser hora de uma trégua. Como disse Woodrow Wilson, só uma paz entre iguais pode ser duradoura. Isso, felizmente, também está começando a ocorrer em nossos relacionamentos íntimos. O modelo de casamento como relação hierárquica está desmoronando, do mesmo modo que as estruturas hierárquicas no mundo dos negócios. Algo novo está brotando do meio do caos.

O que está nascendo, através de cada casal que decide mudar, é uma verdadeira sociedade entre iguais — onde não negam suas diferenças, mas as dividem e se encantam com elas. Para alguns casais isso é relativamente fácil, mas para outros é uma agonia — e com uma boa razão. Como sabemos o que ainda não aprendemos? Onde homens e mulheres aprenderiam a ser iguais? Após séculos de sociedade matriarcal e outros de regras patriarcais, em nossa sociedade já se enraizou uma dinâmica "por cima — por baixo". Nosso desafio agora é, coletivamente, demolir o antigo e reorganizar as peças segundo um novo tipo de equilíbrio entre homens e mulheres.

Poder... Rendição... Paixão!

Na primeira metade do século XX, James Thurber criou um filme satírico chamado A guerra entre homens e mulheres. Seria ainda mais engraçado se não fosse tão verdadeiro. Como terapeutas sexuais, conjugais e familiares, vemos que a guerra se desenrola diariamente fora da nossa clínica. É evidente que o espírito de competição das nossas cortes se infiltrou nos relacionamentos modernos. Os casais desempenham os papéis de promotor e advogado de defesa, criminoso e vítima, vencedor e perdedor. As diferenças entre eles — muitas vezes as características que tanta atração exerceram no começo — são o combustível para as brigas. Ironicamente, essas diferenças poderiam aumentar a realização emocional e o êxtase sexual nos seus relacionamentos.

Gostaríamos de propor uma alternativa para a luta: união. A união cria e se origina de um conhecimento íntimo que transcende nosso falho aprendizado. Ocorre quando duas pessoas autônomas se unem em segurança e vulnerabilidade, em poder e rendição. A união floresce a partir de um sentimento mútuo baseado em confiança, respeito e compromisso.

Um vínculo não significa que os dois integrantes se tornam um só ou que a autonomia de um se perde no relacionamento. Isso não é saudável nem desejável. Numa ligação verdadeira, cada pessoa precisa ter (ou desenvolver) um forte senso de seus próprios e saudáveis limites e um compromisso apaixonado com a realização de si mesmo. A autonomia deve se desenvolver como resultado do relacionamento, que preza e encoraja quem são como indivíduos. Quando experimentamos nossa autonomia em uma relação íntima onde nos sentimos ligados, amados, apreciados e respeitados, nós prosperamos — sentimo-nos profundamente realizados. A despeito da "guerra entre os sexos", bem lá no fundo está realmente o que a maioria de nós deseja. A boa nova é que tudo isso está ao nosso alcance.

Uma das razões pelas quais, hoje em dia, parece tão difícil a criação de um vínculo amoroso em relacionamentos íntimos, é porque estamos confusos quanto ao significado de ser homem ou mulher. Perdemos a noção de quem somos como entidades masculinas ou femininas. Não coincidentemente, culturas que têm ritos iniciatórios de passagem para homens e mulheres e rituais de acasalamento não têm este problema. O que aconteceu com nossa sociedade?

Esquecemos os princípios essenciais da masculinidade e da feminilidade e deixamos de respeitar as diferenças. Parte de nossa confusão se origina por sermos surpreendidos entre o velho e o novo: os imperativos biológicos que temos em comum com todas as outras espécies animais e nossa consciência humana única, nosso cérebro transcendente, ainda em evolução. A atração entre nossa antiga vinculação e a mente moderna nos causa angústia, e nossos relacionamentos invariavelmente refletem aquela batalha interior. Queremos ser poderosos (mas aceitos), vulneráveis (mas que não se aproveitem de nós), independentes (mas não ignorados), alimentados (mas não dominados), desejados (mas não transformados em objetos sexuais). Nem sempre sabemos como equilibrar as coisas ou o que podemos e devemos esperar do outro.

Qual a razão de tanta conversa a respeito de masculinidade, feminilidade e uniões baseadas em ditames sexuais em um livro sobre como desfrutar de um sexo melhor? Porque estas idéias irão apresentá-lo ao sexo *aterrorizante*, junto com um orgasmo simultâneo enganoso, mal compreendido e cobiçado.

O objetivo deste livro não é esmiuçar detalhadamente o assunto do gênero, mas melhorar a qualidade do seu relacionamento sexual com informações especializadas e técnicas práticas. Muitos livros eruditos e populares lidam com todos os aspectos imagináveis das diferenças de gênero. Um, excelente, é *What Women & Men Really Want*. [Kipnis, A., Ph.D. e Herron, E., M.A. (Novato, CA: Nataraj Publishing, 1995.) pp.279-290.] No entanto, algumas idéias baseadas em ditames sexuais afetam diretamente a qualidade dos relacionamentos sexuais.

Um orgasmo simultâneo representa a recompensa pela sintonia com a própria natureza sexual. Sexualmente falando, o instinto masculino compreende perseguir, cortejar, seduzir, ter ereção, penetrar, movimentar-se e ejacular. Um homem busca uma companheira desejável, que demonstre seletividade na escolha dos parceiros, que continue sexualmente fiel e crie seus filhos. Fisiologicamente, ele precisa "terminar o trabalho"; psicologicamente, necessita da segurança para consegui-lo.

A mulher disposta à perseguição, à corte e à sedução se reconhece como a força radiante que atrai seu amante para ela. Sabe ser digna dos galanteios, mesmo depois de ter sido conquistada. Ela assume sua sexualidade e a respeita por demais para considerá-la uma mercadoria a ser controlada. Sabe como fazer com que suas necessidades sejam satisfeitas sem que o homem se sinta inadequado. Tem certeza de ser desejada, sem medo de se levantar contra ele caso o respeito por si mesma esteja em risco.

A decisão de desfrutar um orgasmo simultâneo com um homem em particular significa que a natureza outorga à mulher poder e escolha sobre quem se tornará o pai dos seus filhos. Fisiologicamente ela também precisa que "o trabalho seja feito". Psicologicamente, necessita sentir-se desejável e que o homem a deseje intensamente, além de seu compromisso para com a relação. Além disso, quando a mulher lida com seu próprio eu erótico, ela controla sua resposta orgástica, selecionando a quem permitirá apertar o gatilho.

Por que essas necessidades e instintos são tão poderosos? Partindo de uma perspectiva darwiniana, fazem parte da programação que mantém a perpetuação da espécie. Como sabem, o único instinto mais forte do que o "crescer e multiplicar" é o da sobrevivência. A natureza deu ao macho das espécies a missão de propagar sua estirpe. A fêmea assegura melhor a sobrevivência sendo exigente e ficando um pouco mais em companhia da afortunada seleção para ajudá-la a proteger e prover a subsistência da prole. Um relacionamento que satisfaça essas necessidades instintivas de ambos os parceiros tende a ser mutuamente satisfatório, completo, com vínculos intensos e orgasmo simultâneo.

Como já mencionamos, há muito mais a ser lido e falado sobre o assunto, o que muitas vezes gera bastante discussão durante nossas palestras e entrevistas. As ramificações são inúmeras, pois afetam muitos outros aspectos da vida. O orgasmo simultâneo pode reforçar a identidade e o sentido do eu firmando a masculinidade ou a feminilidade.

Compartilhando Poder e Respeito

O homem tem uma necessidade fundamental de se sentir poderoso no relacionamento. É o que o confirma como entidade masculina. No entanto, ele só consegue sentir tal influência quando a parceira está disposta a aceitá-la. Caso contrário, na melhor das hipóteses, sexo, para ele, é masturbação e, na pior, estupro. A mulher também tem uma necessidade intensa de se sentir desejada, tratada com carinho e poderosa na relação. É sua afirmação como entidade feminina. Mesmo assim, isso ainda não é suficiente para excitá-la. Ela só pode sentir-se satisfeita caso seu parceiro lhe transmita poder na mesma proporção. Caso contrário, o sexo se torna, no melhor dos casos, disponibilidade genital e, no pior, um tormento. Mas quando o poder é compartilhado, as centelhas dos opostos podem voar.

Damos a isso o nome de dinâmica psicossexual, a "dinâmica poder-carinho". É absolutamente arquetípica. Uma bela ilustração a respeito aparece no filme *Moonstruck* (*Feitiço da lua*), onde um casal de meia-idade faz amor. Ela lhe diz: "Você parecia um tigre." Ele responde: "Você parecia um cordeiro macio." O poder da vulnerabilidade e do desejo constituem a base de nossas experiências sexuais, e nossas diferenças em experienciá-las contribuem para que o relacionamento sexual seja tão maravilhoso.

Vínculos saudáveis somente ocorrem quando homem e mulher se sentem capacitados e respeitam um ao outro como iguais. Em nossa estrutura social em evolução, isso está sendo muito difícil para os homens, embora para as mulheres também não esteja sendo nada fácil. Acreditamos que os homens finalmente se sentem realizados com seu poder interior e não sobre outros. Um macho poderoso sente que pode lidar eficientemente com o mundo à sua volta sem tentar subjugar quem quer que seja. Isso é conhecido como a atitude mental de "ter poder para". Homens que se sentem bem consigo mesmos não precisam dominar mulheres.

Quando não se sentem interiormente poderosos, podem buscar o "poder sobre", ou a dominação que necessita de mais alguém como vítima, um inferior. Isso aparece no comportamento do estereotipado "machão", ou naquele com tendências a salvador/provedor. À primeira vista, pode parecer que esse homem nada quer em troca de seu serviço 24 horas pessoal, mas ele tem um programa de trabalho. Em troca de salvamento e cuidados, quer subserviência e eterna gratidão. Precisa de uma vítima para funcionar e, se não conseguir encontrá-la, tentará criá-la. É mais um homem que oscila de um extremo ao outro do pêndulo do poder. Eles podem se sentir impotentes num dia e onipotentes no seguinte. Quando se sentem impotentes, agem com medo e ansiedade. Ao se sentirem onipotentes, são arrogantes, como se pudessem lidar com qualquer coisa.

Mulheres respondem positivamente ao poder masculino quando ele se destina a servi-las, mas o mesmo não ocorre se empregado para intimidá-las ou tirar-lhes o poder. Sentem-se realizadas com parceiros independentes que compartilham o poder e reconhecem seu mérito individual. Claro, também existem mulheres que nunca encontram o equilíbrio. Algumas se sentem privadas de poder e buscam "reforçar-se" tratando seus parceiros como inferiores. Já tratamos de situações de casais nas quais ela está claramente no controle e ele se curva. Esse caso é tão doentio quanto o oposto. Ele não se separará dela porque sua auto-estima e seu poder pessoal estão muito baixos, acreditando que nenhuma outra mulher irá querê-lo; sente-se alienado e solitário, porque não tem um verdadeiro relacionamento com uma parceira. Ela, devido ao domínio e repressão, deixa de desempenhar sua natureza feminina receptiva. Conseqüentemente, ambos nunca compartilharão uma vida sexual satisfatória.

O Outro Sexo, Não o Sexo Oposto

Quando homens e mulheres se consideram opostos, incentivam a guerra entre os sexos. Tornam-se adversários — quando um vence, o outro perde. O segredo para um grande relacionamento é respeitar as diferenças. Como dizemos a nossos clientes, vocês só têm duas escolhas: tratar com carinho ou perecer. Homens e mulheres são diferentes e essas diferenças não se limitam à fisiologia. Negar essas desigualdades não fortalece a união dos casais, do mesmo modo que considerar o homem ou a mulher como o sexo oposto. A forma verbal de oposto é "opor", que significa resistir ou combater. Por que permitir que a perspectiva de combatividade se infiltre em nossa linguagem e em nossas tendências? Ver o outro como o outro sexo será muito melhor. A exploração das características diferenciais traz riqueza, novas possibilidades, desenvolvimento e plenitude aos nossos relacionamentos.

Uma atitude de abertura às diferenças masculina/feminina consegue curar muitas doenças de relacionamento. O modo com que um casal lida com a dinâmica poder-carinho tem profundas implicações quanto ao sucesso do relacionamento de um em relação ao outro, como resolvem diferenças e fazem amor. Em nossas sessões de terapia, vimos inúmeras vezes como a compreensão dessa dinâmica e o aprendizado para colocá-la em prática conseguem solucionar problemas de relacionamento aparentemente incuráveis. Consideremos a infidelidade, por exemplo. Algumas vezes, quando um homem procura sexo fora de seu relacionamento original, talvez o considere insuficiente. Quando a mulher o faz, talvez o sinta indesejável.

Epóxi Sexual: Estabelecendo Uniões Que Perduram

Um olho errante também pode ser sinal de simples evolução biológica. Propagar a espécie por todos os cantos era uma superioridade evolutiva do homem, e à mulher interessa buscar um parceiro que possa investir o máximo na descendência. Os biólogos evolucionistas dizem que a natureza talvez nos tenha projetado para nos apaixonarmos, mas não para que continuemos apaixonados. É perfeitamente natural uma irritação mútua em certas épocas e sob determinadas circunstâncias, mas acreditamos que essas crises devem ser superadas. O compromisso com a união requer uma escolha consciente. Todavia essa escolha é mais fácil de suportar quando o homem e a mulher compreendem e satisfazem as necessidades básicas um do outro. É ainda mais fácil quando o sexo já é formidável e continua cada vez melhor!

Pela intimidade sexual — respeitando e satisfazendo as características masculina ou feminina — podemos fazer com que esses impulsos biológicos favoreçam nossos compromissos conscientes, a longo prazo. Com o passar dos anos o relacionamento pode se desenvolver com mais suavidade, em vez de se tornar mais distante. O respeito ao que é quintessencialmente masculino e quintessencialmente feminino gera um clima onde o orgasmo simultâneo é a expressão natural de um relacionamento lindamente equilibrado.

Chegando Juntos ao Clímax: Uma União de Iguais

O orgasmo simultâneo personifica o compromisso consciente que une ainda mais os casais, fato que não deveria causar surpresa. Sexualmente falando, o impulso da associação encontra sua expressão mais elevada no clímax mútuo. É o grande equalizador. Não se trata de "primeiro eu, depois você" ou "primeiro você, depois eu", mas "nós juntos, compartilhando uma experiência extraordinária".

As conseqüências do orgasmo simultâneo no relacionamento são profundas. O orgasmo simultâneo produz nos amantes uma condição na qual *ambos* estão vulneráveis e abertos um ao outro. Por um momento, todos os obstáculos à união se dissolvem. Ao fazer amor, os amantes se dissolvem juntos.

"Penso que é o clímax definitivo entre parceiros", disse *Betty*, uma viúva de sessenta e dois anos, de Buffalo, uma das muitas pessoas que responderam a uma pesquisa sobre orgasmo simultâneo. "Sempre esperei ansiosamente por sexo, sabendo que, ao final, ambos nos sentiríamos realizados."

"É espiritual e físico", disse *Edward*, um homem de quarenta e oito anos, de Ohio. "A sensação de trazê-la ao clímax ao mesmo tempo em que ocorre a minha explosão é maravilhosa. Isso não acontece com minha parceira atual e sinto realmente falta."

"O gostoso do orgasmo simultâneo", explica *Alicia*, nossa pesquisadora, "é a ligação emocional. Vocês sentem como se alguma coisa maior do que ambos os tivesse envolvido — algo grandioso, abrangente. É emocionalmente unificador."

Descobrindo Sua Alma Gêmea

No decorrer de nossa pesquisa descobrimos que um grande número de casais experimenta o orgasmo simultâneo espontaneamente, sem qualquer decisão prévia ou preparação consciente. Embora esses sejam considerados "acidentais", pensamos que não ocorrem por acidente. É como se a natureza estivesse empregando o prazer para nos encorajar a ficar juntos, já que assumimos o difícil trabalho de construir e manter um relacionamento.

Quando o orgasmo simultâneo ocorre no primeiro encontro, ou com alguma freqüência, em um relacionamento sexual (mas não em outros), este pode ser considerado como muito especial. *Alec*, por exemplo, os têm freqüentemente com *Joanna*, e embora aparentemente ele não consiga manter o relacionamento por um longo período de tempo — eles já se separaram e voltaram muitas vezes durante os últimos sete anos — ele não consegue tirá-la da cabeça. "Seu rosto é a primeira coisa que vejo quando acordo pela manhã e a última quando vou dormir", disse Alec, pensativamente.

Ellen, trinta anos, de Nova Orleans, nos disse só ter orgasmos simultâneos com seu namorado atual. "Nunca consegui descobrir o motivo. Meus orgasmos são mais intensos com *Antoine* que com qualquer outro com quem já estive. Orgasmos simultâneos são os mais intensos. Li que as pessoas gostam de alternar, para que possam usufruir de 'seu próprio' orgasmo, mas isso não se aplica a nós. Adoramos a intensidade de chegarmos ao clímax juntos!"

O clímax simultâneo muitas vezes é sinal de uma ressonância especial, um sinalizador de que o relacionamento é "de proteção especial". Em uma época em que as pessoas desejam ardentemente encontrar sua alma companheira, uma experiência sexual tão profunda pode fazer com que os casais sintam ter encontrado a sua. Tal foi o caso de *Allegra*. Quando essa escritora e oradora profissional de quarenta anos experimentou o orgasmo simultâneo na primeira vez em que fez amor com quem hoje é seu marido, a experiência abriu seus olhos para o que tinham em comum. Até aquele momento ela ainda não estava convencida de que aquele era o homem certo.

"Eu tinha chegado aos quarenta anos e completado a faculdade", disse. "Imaginei-me envolvida com um acadêmico ou outro profissional. Não tinha certeza se queria estar com um homem que trabalhava no comércio, como *Thomas*. Na verdade, no princípio resisti bastante e, depois que nos conhecemos, deixei de entrar em contato com ele durante três semanas. Mas depois começamos a nos encontrar. Um dia eu estava cuidando de uma casa em São Francisco e fizemos amor. Simplesmente aconteceu.

"A intensidade daquele ato foi, para mim, a confirmação de que o relacionamento estava perfeito em todos os níveis", esclareceu Allegra. "Minha alma o sabia, meu coração o sabia — mas não meu ego. O orgasmo simultâneo me fez compreender. O que a experiência me disse foi: 'eis o meu homem'. Nós nos relacionamos em todos os níveis." Allegra e Thomas ainda desfrutam orgasmos simultâneos. "Não é uma coisa para a qual precisamos nos esforçar, mas ainda acontece. E quando ocorre, é espetacular!"

"Quando se pensa a respeito, cada vez que você faz amor está reunindo a mais poderosa energia do universo", disse Allegra. "Quando Thomas e eu nos unimos e temos um orgasmo simultâneo, criamos algo maravilhoso juntos. O primeiro orgasmo simultâneo provocou o nascimento do nosso relacionamento."

Já ouvimos histórias semelhantes de casais de todo o país, que chegaram juntos ao clímax na primeira vez em que fizeram amor, finalmente assumindo um compromisso mútuo permanente. Imaginem o que significa fazer amor pela primeira vez, fluindo juntos para um clímax mútuo, envolvente, excitante, em vez de passar por todas aquelas complicações habituais de uma primeira vez.

"Lembro-me de ter dito a mim mesmo naquela ocasião: 'Nós conseguiremos fazer isso de novo!'", declarou *Chuck*, um nativo do Kansas, sessenta e três anos, casado com *Susie*, a primeira mulher com quem experimentou um orgasmo simultâneo. Naquela época ele estava em outro relacionamento, mas o rompeu e, desde então, está com Susie. "Esse tipo de experiência realmente une", diz Chuck, enquanto Susie responde rindo: "Eu senti como se o solo me tivesse sido tirado de sob os pés! Foi verdadeiramente maravilhoso."

Keith, de Nova York, trinta e dois anos, e a parceira *Shondra*, trinta e oito anos, de Michigan, fazem eco a tais sensações. Esses dois compartilharam um orgasmo simultâneo logo no primeiro encontro. Embora tenha ocorrido há alguns anos, Keith lembra-se bem: "Foi muito emocionante. Ainda não tínhamos nos relacionado sexualmente. Fomos para a minha casa e fizemos amor no quarto. Foi definitivamente especial, pois tivemos um orgasmo simultâneo."

"Foi absolutamente mais do que especial", confirma Shondra. Embora já tenha chegado ao clímax junto com outros parceiros, Shondra disse que nunca ocorreu com tanta freqüência quanto com Keith. "Precisa haver alguma espécie de eletricidade ou química envolvidos, porque nós simplesmente funcionamos assim."

Mesmo que não seja na primeira vez, a experiência de um orgasmo simultâneo pode ser memorável. "Foi mágico. Nunca o esquecerei", pensa *Wayne*, um gerente de produção, trinta e nove anos, quando recorda um relacionamento que terminou há quinze anos. "Eu estava tão apaixonado por ela. Nas vezes em que ocorreu, realmente nos sentimos mais próximos. Foi como se, naquele espaço de tempo, estivéssemos totalmente abertos um ao outro. Energeticamente, espiritualmente, tudo."

Revelando o Potencial

Por que alguns casais se inflamam imediatamente e têm um orgasmo simultâneo na primeira vez em que vão para a cama juntos? E por que outros só o sentem uma vez, e nunca mais? Bem, a segunda pergunta é fácil. Essas pessoas não aprenderam a controlar conscientemente o processo, o que será ensinado na Parte Dois deste livro. Quanto à primeira questão, gostaríamos de ter uma resposta concreta. Pela nossa experiência, chegar ao mesmo tempo ao clímax tem muito a ver com química. Esses dois talvez sejam "almas companheiras", pelo menos durante aquela fase das suas vidas. Devem se dar bem juntos porque são dotados de relações igualitárias. Algumas vezes, só estão sexualmente sincronizados um com o outro.

Sabemos concretamente que pessoas de todos os caminhos da vida falam sobre orgasmos simultâneos espontâneos por experiência própria. Esse é um fato importante que deve ser levado em consideração. Quando você sabe que outras pessoas os têm, com facilidade e sem treinamento especial, é de se presumir que isso está ao alcance da experiência sexual humana normal. E isso significa que são possíveis também para você.

Isso não merece uma comemoração? É impressionante quando você pára para meditar sobre a evolução da expressão sexual humana: da rapidinha dos primatas a uma extravagância de muitas horas, espiritualmente poderosa, face a face, mutuamente orgástica.

Por que não se permitir tal prazer? Por que não se abrir a uma experiência sexual que, nas palavras de um homem de vinte e sete anos, natural de Indiana, é "fora deste mundo"? Pense. Além de uni-los cada vez mais, você pode ajudar a criar um mundo inteiramente novo. Creta — como Éden, o jardim dos prazeres original — só está distante na lembrança.

Notas

1. Riane Eisler, *The Chalice and the Blade: Our History, Our Future* (São Francisco: Harper Collins, 1987), 39.
2. Jacquetta Hawkes, *Dawn of the Gods: Minoan and Mycenaean Origins of Greece* (Nova York: Random House, 1968), 153.
3. Ruby Rohrilich-Leaven, "Women in Transition: Crete and Sumer", in *Becoming Visible*, orgs. Renate Bridenthal e Claudia Koonz (Boston: Houghton Mifflin, 1977), 49, 46.

Capítulo 2

A Inversão de Kinsey:
A Verdadeira Razão

A natureza jamais nos engana, nós é que sempre nos enganamos.

— Jean Jacques Rousseau, *Emile*

Se o orgasmo simultâneo é tão maravilhoso, por que não se ouviu falar a respeito antes? Por que as revistas femininas, que nunca hesitam em usar manchetes de capa como "Seis Segredos Sexuais para que Ele Sempre Implore por Mais", mantêm silêncio sobre o assunto? Por que as revistas masculinas não os admitem?

O prestigioso Instituto Kinsey criticou severamente o orgasmo simultâneo em 1990, adotando uma posição completamente inversa da que assumiu por anos. Fazendo isso, concordou com a opinião da maioria dos terapeutas sexuais durante os anos 60 — que o tempo e a atenção dedicados aos orgasmos simultâneos não valiam a pena.

O pessoal do Kinsey estava certo da primeira vez, mas os crescentes e intensos problemas de relacionamentos influenciaram a indústria da terapia sexual. Em 1953, o instituto explicou que o orgasmo simultâneo, para a maioria, representa a "máxima realização possível num relacionamento sexual".[1] Em 1990, uma nova publicação do Instituto Kinsey declarou: "É um mito que os orgasmos simultâneos devam ocorrer, que esta seja uma parte importante da felicidade conjugal, ou até mesmo desejável como padrão sexual. Os orgasmos simultâneos não são comuns e, na verdade, provavelmente não vale a pena lutar por isso."[2] O que aconteceu entre 1953 e 1990? Homens e mulheres, em quarenta anos, mudaram tanto assim, ou os especialistas têm motivos para reavaliar sua opinião?

O que aconteceu foi político: os terapeutas sexuais perceberam a predominância de problemas sexuais nos Estados Unidos e mudaram o modo de pensar. A inversão foi uma aceitação tácita do fracasso dos "especialistas", que reconheceram que alguns dos problemas sexuais básicos não foram tratados com eficiência. Sem discutir adequadamente aqueles problemas básicos, o orgasmo simultâneo estava fora de questão.

Então o que está acontecendo nos anos 90? Mais ou menos metade das mulheres americanas não consegue alcançar o orgasmo durante a relação sexual e, segundo estimativas mais conservadoras, cerca de 60% dos homens ejacula precocemente. A impotência também é comum, e muitos homens sofrem de ansiedade associada ao desempenho. Esses são problemas *inteiramente tratáveis*, mas nem todos os terapeutas conhecem os tratamentos comprovados ou estão dispostos a usá-los. Por exemplo, num seminário que assisti recentemente, um terapeuta sexual, escritor de muitos livros técnicos e bem respeitado na comunidade profissional, expôs seus métodos para resolver a ejaculação precoce. Quando alguém lhe perguntou sobre a técnica da "contração do PC" (tratada no Capítulo 5), por falta de conhecimento ou experiência sobre a mesma, ele a rejeitou. "Oh, aquilo — na verdade não funciona", disse. Conhecemos milhares de homens que não ejaculam mais precocemente e, junto com suas parceiras, sem dúvida discordam desse terapeuta. Nossos clientes têm obtido enorme sucesso com a técnica.

Por causa desses problemas, a comunidade de terapia sexual imaginou que desvalorizar o orgasmo simultâneo era o mais "gentil" e fácil a se fazer. Seu raciocínio era: por que falar sobre o assunto se ele não consegue controlar sua ejaculação, ela não consegue alcançar o orgasmo durante a relação sexual e nós mal dominamos a técnica para alterar o fato? Por que deixar as pessoas ainda mais frustradas?

Infelizmente, tal linha de pensamento faz pensar que não há alternativa para o orgasmo seqüencial, no qual os amantes alcançam o clímax separadamente. Impede que a maioria das pessoas conheça uma alternativa muito possível e muito agradável. Como muitos de nós tendemos a acreditar nos especialistas, suas atitudes se infiltram na cultura mais genérica. Até mesmo pessoas educadas fazem comentários mal-orientados do tipo "Amantes mais experientes e sensíveis apreciam o clímax de seus parceiros, o que é impossível de fazer se tiverem o orgasmo simultaneamente." (O autor dessa afirmação também consideraria insensibilidade partilhar uma gargalhada, ou recomendaria que um casal se revezasse para olhar o pôr-do-sol, em vez de desfrutar sua beleza juntos, para não parecer insensível?)

Mais digna ainda de comentário crítico é a observação de Thomas Szaz, em *The Second Sin*, quanto ao orgasmo simultâneo ser "um mito psiquiátrico-sexual, útil para encorajar sentimentos de inadequação sexual e inferioridade pessoal. É também uma rica fonte de 'pacientes' psiquiátricos". O que realmente leva a tais sofrimentos emocionais (e a uma prática de psicoterapia próspera) é a falta de laços profundos e íntimos entre os parceiros. Ironicamente, o orgasmo simultâneo é um forte meio de formar esses laços. Os casais que entrevistamos e com quem trabalhamos durante anos enfatizam esse fato repetidas vezes. Por nossa própria experiência como amantes, e como marido e mulher, *sabemos* que isso é verdade.

Michael concordou com a opinião da maioria até meados dos anos 70, quando uma série de eventos contribuiu para mudar sua opinião. Primeiro, em sua experiência clínica (agora especializada em terapia sexual), ele começou a ouvir relatos de casais descrevendo orgasmos simultâneos em suas vidas sexuais. Naquela época, eventos similares também estavam acontecendo em sua própria vida social. Enquanto isso, ele e seus colegas começaram a desenvolver uma variedade de técnicas de terapia sexual que finalmente facilitariam o processo delineado neste livro. Ele começou a perceber que a maior parte da literatura profissional sobre sexualidade publicada nas últimas quatro décadas, condenando o orgasmo simultâneo por ser muito difícil, muito impraticável e muito trabalhoso, era ridícula, uma paródia. Durante esse tempo, quantos casais bem-informados nunca experimentaram o orgasmo simultâneo por terem sido mental e erroneamente condicionados?

Outra conseqüência dessa diretriz é que casais que tiveram a sorte de experimentar o orgasmo simultâneo uma ou duas vezes não perceberam que poderiam experimentá-lo quando quisessem ou que é possível desfrutar de *múltiplos* orgasmos mútuos. Sim, é verdade — homens também são capazes de ter orgasmos múltiplos!

É hora de os casais elevarem suas perspectivas sexuais. A ejaculação precoce ou anorgasmia (a incapacidade de uma mulher alcançar o orgasmo com seu parceiro) de hoje não é impedimento para desfrutar um orgasmo simultâneo no próximo mês. As soluções estão aqui — tudo que você precisa é comprometimento. Casais que se comprometem a encontrar satisfação sexual descobrem que milagres podem ocorrer.

Kayla veio até nós porque seus músculos vaginais eram tão tensos que ela não suportava a penetração. Kayla e seu marido *Robert* eram recém-casados e muito apaixonados. Consultaram diversos médicos que alegaram pouco poder fazer por ela. Aquele não era um simples problema médico, e nós ajudamos Kayla a descobrir o que mais havia. Ela aprendeu a relaxar e desfrutar do sexo, e finalmente ambos partilharam orgasmos simultâneos sempre que desejavam. Se pessoas como Kayla e Robert podem começar sem sexo e terminar com orgasmos simultâneos à vontade, isso também é possível para quase qualquer casal.

Michael sobre "O Que Todos Sabem, Exceto os Especialistas"

Mitos sexuais e informação incorreta e obsoleta são tão passíveis de serem criados por um profissional como por um amador. Por exemplo, se você pergunta sobre a importância do tamanho do pênis para a satisfação feminina, praticamente todos os profissionais responderão que o tamanho é irrelevante porque a vagina é um espaço potencial e qualquer pênis com desenvolvimento normal é suficiente para ser sentido. Isso é totalmente correto com duas importantes exceções: O tamanho não é irrelevante para a mulher que gosta de penetração anal. Para ela, um pênis menor, na verdade, é preferível. Também não é irrelevante para a mulher que se excita com um pênis maior, flácido ou ereto. Essa aculturação é tão verdadeira quanto a de um homem estimulado pelo tamanho dos seios.

Uma Nova Era de Compreensão Sexual

Felizmente vivemos numa época em que a terapia sexual está se tornando cada vez mais uma ciência prática. Isso é relativamente recente. Só quando William Masters e Virginia Johnson publicaram *Human Sexual Response* em 1996, é que tivemos alguma ciência verdadeira como base para as intervenções terapêuticas. Aquele foi um livro inovador: foi o primeiro estudo completo da fisiologia e anatomia da sexualidade. (Até saber como algo funciona é difícil saber como consertar.) Masters e Johnson desenvolveram os primeiros tratamentos práticos e efetivos para ajudar homens e mulheres a superarem seus problemas sexuais. Uma dessas técnicas foi chamada de *foco sensório*, que literalmente contribui para a recuperação dos sentidos quando as ansiedades ameaçam perturbar seu funcionamento sexual natural. A percepção do foco sensório é o fundamento para nossa abordagem do orgasmo simultâneo.

Masters e Johnson provocaram tamanho impacto com seu trabalho que a terapia sexual pode ser considerada como "pré-Masters e Johnson" ou "pós-Masters e Johnson".[3]

Os terapeutas pré-Masters e Johnson reconheceram que homens e mulheres são diferentes em outras características além das diferenças físicas básicas e que a masculinidade e a feminilidade essenciais precisam ser respeitadas nos relacionamentos. Eles não dispunham, entretanto, de informações sobre as dinâmicas físicas do sexo e muitas vezes consideraram erroneamente que os homens nasceram sabendo como ter um desempenho adequado e como satisfazer suas parceiras. Se por acaso não sabem, são rejeitados como insatisfatórios.

Também esperam que as mulheres, por sua vez sem qualquer treinamento, sejam orgásticas, caso contrário são rotuladas como frígidas. Ironicamente, o retrato do amor romântico naquele tempo era consistente com a experiência de poucas pessoas e estranho à realidade da maioria. Paixão e proeza sexual andavam, naturalmente, de mãos dadas. As pessoas supunham que um "verdadeiro" homem saberia como fazer amor talentosamente, uma vez que passou pela puberdade, e que uma "verdadeira" mulher alcançaria o clímax no momento certo — mas ninguém realmente sabia o que fazer se assim não ocorresse. Os profissionais também não eram honestos a respeito. Você pode imaginar um médico da época dizendo para um casal sexualmente frustrado: "Desculpem-me, mas nós não sabemos muito mais que vocês. Insistam, apesar das dificuldades. Continuem tentando até nós decifrarmos o problema."? Mas era o que acontecia, e não havia opções para homens que se sentiam "insatisfatórios" e mulheres "frígidas". As pessoas que experimentam dificuldades sexuais — e é uma população bem grande — hoje são muito mais afortunadas.

O Que Perdemos na Era Científica da Sexualidade

Depois de *Human Sexual Response*, os terapeutas sexuais conseguiram lidar melhor com a fisiologia do ato sexual mas, junto com a cultura em geral, perderam o sentido claro das diferenças entre homens e mulheres. Algumas dessas diziam respeito à postura pós-Masters e Johnson: a teoria inútil e não-científica agora era coisa do passado. Esse grupo deu pouco crédito à percepção analítica ou mesmo à sabedoria popular. Estavam muito menos propensos a analisar o porquê das pessoas desenvolverem dificuldades sexuais e mais inclinados a prescrever remédios. A mensagem predominante era "deixem-nos ensinar o que funciona, não por quê" e o público logo adotou essa conduta da "pílula mágica". Assim, logo que as intervenções tornaram-se disponíveis, os terapeutas começaram a ensinar aos homens como reverter a ejaculação prematura e às mulheres como superar o vaginismo (espasmo vaginal e estreitamento que tornam difícil ou mesmo impossível a relação sexual). Já que os terapeutas não sabiam como "ensinar" o orgasmo simultâneo, eles o ignoraram ou criticaram.

Não somos só nós que fazemos tais afirmações. Referindo-se ao orgasmo feminino durante a relação sexual, o respeitado autor e pesquisador Dr. John Perry teorizou que uma das principais razões por que muitas mulheres não alcançam o orgasmo com freqüência ou facilidade é que os sexólogos afirmaram incorretamente que isso não acontece.[4]

Outra coisa perdida durante essa era muito prática foi a apreciação das diferenças de gênero. As diferenças tornaram-se embotadas na convulsão social causada pelo movimento da mulher e a subseqüente confusão do homem sobre suas identidades e papéis. O impulso para a igualdade nos relacionamentos pessoais e sociais foi absolutamente necessário, mas a cultura "unissex" que surgiu nos anos 60 e 70, com cortes de cabelo e roupas unissex e a filosofia de que homens e mulheres são essencialmente iguais, inflamou os relacionamentos. A eletricidade sexual entre homem e mulher depende dessas diferenças, reconciliando os dois aspectos do gênero para experimentar sua totalidade pela união. As pessoas são como máquinas movidas a bateria: você precisa dos pólos negativo e positivo antes de obter energia para que tudo funcione.

Além de diminuir o fogo em muitos relacionamentos sexuais, a cultura unissex frustra as necessidades humanas básicas. Como dissemos antes, os homens têm determinadas necessidades específicas que precisam ser satisfeitas para que se sintam realizados como seres masculinos, o mesmo valendo para as mulheres como seres femininos, embora as necessidades destas sejam diferentes. Quando essas necessidades são satisfeitas, cada pessoa se sente afirmada como um indivíduo e a união é fortalecida, caso contrário ambos se sentem alienados de si mesmos e do outro.

A ciência da sexualidade para a nossa era precisa conhecer as necessidades psicossociais específicas do gênero e colocá-las em prática. Os casais que desejam fazer o melhor de seu relacionamento íntimo podem fazê-lo num nível pessoal. Descobrimos, durante esses anos, que o modo de desenvolver uma base melhor e mais forte para a intimidade satisfatória é conhecer e respeitar as diferenças de gênero na parceria e trabalhar para desenvolver habilidades mútuas no ato sexual. Quando você embarcar nessa viagem sexual, não deixe que os pronunciamentos oficiais dos "especialistas em sexo" o detenham. Há muitas coisas que os assim chamados especialistas não sabem. Esperamos — e acreditamos — que é somente uma questão de tempo antes de os terapeutas sexuais como um todo definirem o orgasmo simultâneo como *um resultado possível de uma união sexual sadia e agradável; uma habilidade facilmente aprendida pelos casais que desejam adicionar essa delícia a seu repertório.*

Esta é uma definição que vale a pena lembrar.

Anita sobre "Educação Sexual de Hoje"

Como uma cultura, nossas atitudes sobre sexualidade são contraditórias. Quando a ex-cirurgiã geral Jocelyn Elders disse que talvez devêssemos ensinar masturbação às nossas crianças, houve uma ridícula comoção. Eu achei que ela estava certa. Um adolescente que conhece suas sensações sexuais e aprende como agir responsavelmente em relação a elas não é pego desprevenido num encontro e na exploração sexual daqueles extraordinários anos da adolescência.

Encorajar a reflexão e o interesse sobre sexualidade é infinitamente melhor do que as mensagens confusas que continuamos a dar a nossos filhos. Mensagens como "Não se toque aí", "Espere até se casar para fazer sexo" e "Todos os meninos só querem uma coisa" ensinam a vergonha e encorajam a guerra dos sexos. A maioria das crianças se masturbará — você também fez isso, não fez? É perfeitamente natural, e acontece em todas as culturas. Seria muito melhor para nossos filhos se eles viessem a se conhecer sexualmente sem a bagagem que nós acumulamos.

Aprendi, a partir dos questionários que damos aos clientes, que quase todo mundo se masturbou na infância e praticamente todos se sentiram culpados e envergonhados por causa disso. Por que não dar a seu filho o presente da informação positiva e auto-afirmativa sobre sexualidade? Tenha em mente que isso não é o mesmo que ser permissivo. Você pode ajudar seus filhos a reconhecerem seus sentimentos sexuais sem vergonha e também pode ajudá-los a compreender que o verdadeiro amor-próprio impõe que eles parem e pensem cuidadosamente em seguir seus impulsos sexuais.

Se isso lhe parece muito radical ou difícil, imagine como hoje sua vida sexual poderia ser diferente se seus pais tivessem sido capazes de fazer isso por você.

Casais em Clímax na Literatura Popular

Apesar da falta de entusiasmo pelo orgasmo simultâneo entre os especialistas em sexo, ele — e nosso desejo por isso — não desapareceu. Para ver onde ele se esconde, olhe na literatura popular em circulação. Pegue um romance de Tom Robbins ou Anne Rice, ou um ou dois romances baratos. Você será desafiado a encontrar algum onde o herói e a heroína não se unem num grande e arrebatado orgasmo simultâneo.

Se você partilha da crença geral de que as mulheres são as únicas que se emocionam quando pensam em alcançar o clímax junto com o parceiro, não deixe de ler o *bestseller* de Nancy Friday, *Men in Love: Men's Sexual Fantasies: The Triumph of Love over Rage*. Os homens também fantasiam sobre orgasmos simultâneos. Para um homem, a conclusão de um perfeito encontro romântico numa estrada rural é a seguinte:

> Então, como raios das profundezas de minhas entranhas, veio pelo meu pênis dolorido uma torrente quente que se dissolveu nela. Suas pernas envolveram meus quadris como um torno e ela gritou e cravou os dentes no meu ombro. Depois de um longo tempo, rolei para o lado e ela veio, pressionando seu corpo quente e úmido em mim, e adormecemos.

Desejamos enfatizar que mulheres *e* homens desejam este tipo de união sexual. Não é a fantasia romântica de um gênero só nem pode ser suprimida. Para lembrá-lo dessa deliciosa possibilidade e das variações desse desejo, o que se segue são mais algumas narrações de como os casais chegam juntos ao orgasmo. Todas falam da paixão e da possibilidade de o orgasmo simultâneo acontecer.

Como sua primeira "tarefa" neste livro, leia essas narrativas e abra sua mente para como o orgasmo simultâneo pode ser para você, especialmente se nunca o experimentou. Permita-se reler novamente estas passagens atraentes. Se estiver disposto, busque nesses livros ou em outra inspiradora literatura erótica.

Uma Coletânea de Orgasmos Simultâneos na Literatura Popular

Para um homem, faz uma grande diferença se sua parceira está ou não pronta para o ato final pois, embora o orgasmo possa ser alcançado enquanto a mulher continua comparativamente fria, não se pode admitir nada menos que o prazer máximo. Isso só pode acontecer quando duas pessoas que se amam, ambas completamente excitadas, alcançam seu clímax no mesmo instante — ou quase no mesmo instante. O homem egoísta, que não se incomoda se sua esposa está ou não pronta para o ato final, é, como tantas criaturas egoístas, um tolo. Seu egoísmo faz com que perca muitos momentos de alegria.

— Eustace Chesser, M.D., *Love Without Fear: How to Achieve Sex Happiness in Marriage* (Nova York: Signet Books, 1947)

O prato principal, porém, é a relação sexual amorosa e natural — longa, freqüente, variada, finalizando com ambas as partes satisfeitas, mas não tão saciadas que não estejam dispostas à outra comidinha leve e outra refeição em algumas horas. A *pièce de résistance* é a boa e velha posição matrimonial face a face, a posição perfeita, com orgasmo mútuo e que começou com um dia ou uma noite inteiros de ternura comum.

— Alex Comfort, *The Joy of Sex* (Londres: Modsets Securities Limited, 1972)

Tudo começou com um simples espasmo voluntário da intumescida terça parte exterior de sua vagina, num ponto em que ela sabia que o orgasmo era inevitável. Enquanto gritava que não poderia mais esperar, uma sensação quente, dissolvida, brotou de sua pélvis, espalhando-se por todo o corpo e em segundos ela era dominada por poderosas contrações vaginais e pélvicas, intimamente sincronizadas com as de Ted. À medida que seu corpo pulsava e se ondulava, seus gritos se uniram aos de seu marido. Era um som para o qual nossa linguagem não tinha palavras adequadas.

— George Leonard, *The End of Sex: Erotic Love After the Sexual Revolution* (Nova York: Putnam/Tarcher, 1983)

Ela se moveu mais rapidamente para provocar o clímax e, quando ele viu aquilo, apressou seus movimentos dentro dela e a estimulou, com palavras, para que gozasse com ele, acariciando-a com as mãos e, finalmente, com sua boca unida à dela, as línguas se movendo no mesmo ritmo que o ventre e o pênis e o clímax se espalhando entre sua boca e seu sexo, em correntes cruzadas de crescente prazer, ela gritou, meio chorando meio rindo, pela inundação de alegria através de seu corpo.

— Anaïs Nin, *Delta de Vênus*
(Nova York: Harcourt Brace, 1977)

Ela sentiu internamente a excitação dos movimentos dele e ritmos estranhos jorrando dentro dela com um movimento rítmico diferente, crescente, inchando e inchando até que preencheu toda a sua consciência, então começou novamente o inexprimível movimento, que não era propriamente um movimento, mas puros remoinhos de sensação, ondulando cada vez mais profundamente por todo seu tecido e consciência, até que ela se tornou um perfeito fluido de sentimento concêntrico e deitou ali, bradando gritos inconscientes e inarticulados... "Nós gozamos juntos dessa vez. É bom quando é assim. A maioria das pessoas passa pela vida sem nunca conhecer isso", disse ele um tanto sonhador. "As pessoas geralmente não gozam juntas?", perguntou ela com ingênua curiosidade. "Uma grande parte nunca. Você pode ver pela aparência rude delas."

— D.H. Lawrence, *O amante de Lady Chatterly*
(Nova York: Grove Press, 1969)

Ela fechou os olhos, esperando, esperando, esperando e, finalmente, ambos começaram a chegar juntos num ponto, num contraponto, em harmonia novamente, um crescendo sinfônico que começa com um silêncio e então se liberta, uma melodia contínua, uma simples nota soando contra o silêncio... para cima, para cima, ansiosa, intensa, suave como as curvas de seu seio, a curva de sua face, a união de sua boca na dele, de seu corpo no dele. E então, quase tarde demais, a nota irrompeu, decidida, um estilhaço, um cintilar de som e ele também irrompeu, com ela, dissolvendo-se nela, na indistinta essência oculta de sua canção.

— Francesca Ross, "Wedding Night", em *Fever: Sensual Stories by Women Writers* (Nova York: HarperCollins, 1994)

Ele rolou sobre mim, e depois montou sobre mim, apoiando-se nas mãos para não me esmagar. Seus testículos se esfregaram em minhas nádegas, na entrada de minha vagina, seu pênis duro me preencheu, escorregando e escorregando pelas profundas paredes. Cravei minhas unhas em suas nádegas e ele respirou mais pesadamente... Nós gozamos juntos sem parar, nossos fluidos se misturaram, nossos gemidos se misturaram, vindo lá do fundo da garganta, das profundezas de nossos peitos, soando estranhos para a voz humana.

— Alina Reyes, "The Butcher", em *The Mammoth Book of Erotica* (Nova York: Caroll and Graf, 1994)

Então ele empurrou para dentro dela aquele sexo grosso que ela desejou desde o primeiro instante em que o viu. Seus movimentos eram brutais, fortes, como se ele também estivesse dominado por uma paixão negada. Seu sexo ansioso estava preenchido, seus mamilos endurecidos pulsando, e ela envolveu seus quadris, levantando-o como levantou o Príncipe, sentindo que ele a preenchia, imobilizando-a.

Finalmente ela se ergueu, gritando de alívio, e sentiu que ele gozava com um impulso final. Fluidos quentes a inundaram e ela deitou-se, ofegando.

Ela se recostou sobre seu peito. Ele a embalou, balançou, sem parar de beijá-la.

— Anne Rice, *The Claim of Sleeping Beauty* (Nova York: Penguin Group, 1983)

Notas

1. E. Eichel e P. Nobile, *The Perfect Fit* (Nova York: Signet Books, 1993), 156.
2. J. Reinisch, *The Kinsey Institute New Report on Sex* (Nova York: St. Martin's Press, 1990), 127.
3. Esses períodos também poderiam ser chamados de era Analítica/Comportamental, era Freud/Skinner ou era Natureza/Educação.
4. Eichel e Nobile, *The Perfect Fit*, 124.

Capítulo 3

É Estupendo... Cósmico... e ao Seu Alcance

> Eles podem porque acreditam poder.
> — Virgílio, *A Eneida*

Então, em quem você vai acreditar? Naqueles, da comunidade de terapeutas sexuais, que sempre discordam, ou em mentes originais como George Leonard, Anaïs Nin, D. H. Lawrence, Tom Robbins e Anne Rice? Sabemos que é mais ou menos como perguntar se você preferiria jantar o salsichão de ontem ou a excelente costeleta, mas precisa escolher — porque acreditar é metade da batalha.

Eis no que acreditamos: *Você pode tê-lo*. Você e a pessoa amada podem aprender a convocar a magia do orgasmo simultâneo a qualquer momento em que estejam dispostos. É só aprender um determinado conjunto de habilidades sensuais e físicas, assumir a atitude mental correta e juntar tudo. Nós podemos dizê-lo com toda a segurança, porque, no decorrer destes anos, já ensinamos a inúmeras pessoas como fazer exatamente isso. Muitos clientes nos procuraram porque estavam tendo problemas com o sexo básico e conseguimos ajudá-los para que tivessem orgasmos simultâneos regularmente. Se o básico já é bom para você, então está bem mais perto de saborear aqueles deleites simultâneos.

Quais as habilidades necessárias? A primeira e mais importante, conseguir relaxar profundamente e se abster de quaisquer distrações durante o sexo. Isto fará com que estejam totalmente atentos ao que estão fazendo e sejam receptivos ao prazer sexual.

Se buscam um orgasmo simultâneo enquanto fazem o tradicional sexo face a face, então ambos chegarão ao clímax, como resultado da estimulação do outro. Se a mulher consegue chegar ao clímax estimulando seu clitóris durante o intercurso sexual, ela pode ter um orgasmo simultâneo com seu parceiro. Se se excita com muita rapidez, precisa aprender a modular sua excitação. Se o homem consegue manter a ereção e modular a excitação sem retirar o pênis da sua parceira, ele conseguirá controlar seu clímax. Ensinamos técnicas, chamadas de "atingir o pico" e "manter o nível", para que aprendam a ter um certo controle de movimentos e consigam fazer amor durante o tempo que quiserem. Quando um de vocês estiver disposto a se deixar levar além do ponto crítico e sentir que o parceiro está quase lá, precisará saber como "desencadear" e "estabilizar" e então ajudá-lo, para que ele também chegue ao limiar orgásmico.

Não se preocupem se ainda não tiverem essas habilidades. Obtivemos sucessos espantosos durante esses anos auxiliando pessoas a superar dificuldades sexuais comuns. Não permitam que problemas como anorgasmia, ejaculação precoce ou dificuldades de ereção os detenham. Os próximos três capítulos lhes mostrarão como dominar as bases do toque sensual e, dali em diante, vocês prosseguirão para as mais avançadas técnicas do orgasmo simultâneo. Vocês têm todos os motivos para se sentirem confiantes. O programa de aprendizado gradativo que desenvolvemos foi testado e aperfeiçoado em nossa clínica por mais de duas décadas. Nós podemos até ajudá-los a dominar os orgasmos múltiplos, para que reúnam tudo que aprenderam em uma extravagância sexual com múltiplos orgasmos mútuos. *Isso* é que pode ser espetacular!

Tudo que precisam é de compromisso com o aprendizado, disposição para tentarem os exercícios que sugerimos, capacidade para insistirem com um processo até que o dominem e alguma paciência e tempo. E ambos precisam estar motivados. O espírito do orgasmo simultâneo exige animação e desejo mútuos.

Saibam também que o orgasmo simultâneo é uma experiência emocionalmente intensa que talvez não queiram compartilhar com qualquer um. Algumas pessoas consideram essa idéia muito assustadora. A união através do orgasmo simultâneo não é puramente física. É a troca do "eu" pelo "nós" e essa é uma experiência ainda mais assustadora e sensível. Por exemplo, para alguns casais, um dos principais benefícios do orgasmo simultâneo é o desejo compartilhado e uma tendência a se aninhar e dormir nos braços um do outro, em vez de se virarem sozinhos para o outro lado e dormir. Isso indica a persistência da sensação de união que conseguiram. Sem confiança, consideração mútua e respeito, esse nível de intimidade talvez não possa ser alcançado.

Se vocês compartilham essas qualidades, talvez já venham a desfrutar do orgasmo simultâneo antes mesmo de passar por todos os exercícios. A intenção e a crença podem ser suficientes para levá-los até lá. O terapeuta sexual Edward Eichel ensinou a diversos casais uma simples técnica de posicionamento para o intercurso sexual, chamada técnica do alinhamento coital (TAC), durante um estudo realizado pelo Human Sexuality Program (Programa sobre a Sexualidade Humana) da Universidade de Nova York. As mulheres e os homens que dominaram a técnica disseram ter experimentado orgasmos simultâneos em aproximadamente um terço do tempo. Isso é muito bom, uma vez que Eichel nunca teve a intenção de ensinar aos casais como ter um orgasmo simultâneo. Nós sim e nossa abordagem é muito mais meticulosa. Então os resultados podem se aproximar de 100% se envidarem seus melhores esforços.

O orgasmo simultâneo, conseqüentemente, não é só para os jovens. Na verdade, a idade pode fazer com que a experiência do orgasmo simultâneo seja ainda melhor. A idade traz maturidade e maior habilidade para a intimidade. Como o período refratário (tempo necessário para que um homem tenha outra ereção) é maior para homens mais velhos, a motivação para tornar cada clímax especial também é maior.

Trazendo Nova Vida à Sua Atividade Sexual

Um pouco antes citamos as habilidades necessárias para se conseguir um orgasmo simultâneo. Mas há mais do que simples técnica. Uma união sexual é feita com sua energia, excitação e, claro, seu amor. Algumas vezes os casais acham que, embora consigam trazer tudo isso para o quarto, não conseguem encontrar seu ritmo juntos. Isto acontece porque parte da energia sexual está emperrada no passado e grande parte da atenção se concentra no que desejam que aconteça, em vez de no que está acontecendo. A essência do prazer sexual está no momento, em cada beijo e carícia.

Gostaríamos de transmitir dois exercícios eficazes para identificarem a essência de sua sensibilidade sexual e se concentrarem só naquele momento. O primeiro exercício, para ser feito a sós, é uma visualização destinada a liberar sua energia sexual de adolescente. O segundo, um exercício em duas partes para firmar aquela energia no presente. Aprenderão, como um casal, como prestar toda a atenção àquele momento. Com a combinação dos dois, estarão trazendo tudo que podem ao ato!

Para muitos, a carga de impulsos eróticos praticamente começa a definhar quando nos tornamos conscientes da sexualidade. Quando sentimos o crescimento da vitalidade sexual também entramos em contato com desaprovação, rejeição ou humilhação. Como resposta, nós nos fechamos. Cada vez que nos fechamos, nos bloqueamos, entregando uma parcela menor de nós mesmos aos parceiros. Não sentimos tanto prazer quanto poderíamos porque a intensidade do prazer depende dos nossos níveis de energia. Felizmente podemos restaurar aquela vitalidade, voltando ao passado e recuperando-a. Isto não é tão difícil quanto parece — só é necessário um pouco de imaginação, um pouco de vontade e alguns momentos de tranqüilidade.

♀ Exercício ♂
Explorando Sua Sexualidade de Adolescente: Na Segunda Vez é Melhor!

Se nunca lhe deram permissão para explorar seu corpo — ou para desfrutá-lo — gostaríamos de dá-la agora. Nesta primeira vez, faça a jornada a sós, depois, quando se sentir à vontade, junto com o(a) parceiro(a). Considere-a uma oportunidade para começar de novo, exatamente como quando começaram a se tornar amantes.

Como foi o despertar da sua sexualidade? O que o atraía? O que o apavorava? O que desejava? Alguém o preparou para o que estava acontecendo? Teria sido melhor se houvesse alguém em quem confiasse para pegá-lo pela mão e orientá-lo? Agora você tem a oportunidade de fazê-lo sozinho. Isto pode ser emocionante e muito curativo. Este exercício combina sua rude energia de adolescente com seu conhecimento adulto por meio de visualização e toque.

Antes de começar Escolha um cômodo onde tenha a mais absoluta privacidade e não venha a ser perturbado durante trinta minutos a uma hora. Tire o fone do gancho e desligue qualquer coisa que poderia distraí-lo. Sente em uma cadeira ou deite-se, afrouxando roupas ou jóias e fique à vontade.

Quando estiver pronto Talvez considere conveniente gravar a visualização que se segue e reproduzi-la quando desejar. Na verdade, provavelmente preferirá gravar muitos exercícios deste livro, caso ouvi-los, mais do que lê-los, ajude a se concentrar.

Concentre-se na sua respiração e verifique com que facilidade ela produz um relaxamento suave e profundo. Permita que seu corpo "respire por si só", segundo seu ritmo natural: lenta, fácil e profundamente. Deixe que seus olhos se fechem e faça uma "respiração sinalizadora" para começar o relaxamento.

Uma "respiração sinalizadora" é uma mensagem especial que diz ao seu corpo que você está pronto para entrar num profundo estado de relaxamento. Para fazer este sinal, inspire abruptamente pelo nariz (se puder) e exale totalmente pela boca. Você sentirá uma espécie de zumbido. O que quer que sinta, é assim que seu corpo reconhece a experiência de relaxamento, conforto e paz.

Visualização Concentre-se na sua respiração. Imagine uma esfera de pura energia ou luz branca que começa no seu ventre. Quando você inala, ela sobe da parte posterior do seu corpo para a testa. Ao exalar, ela desce ao longo da coluna e pernas até o chão. Visualize esta esfera de energia ou luz enquanto ela se desloca da frente do seu corpo até a testa com a inalação e, ao exalar, desce pela coluna e pelas pernas até o chão.

Movimente essa esfera de energia durante alguns minutos, permitindo que o leve a um estado mais profundo de relaxamento e conforto. A cada inalação ou exalação ficará surpreso ao se descobrir duas vezes mais relaxado que no instante anterior — duas vezes mais confortável, duas vezes mais em paz. Cada respiração faz com que todas as fibras do seu corpo se afrouxem um pouco mais. Toda rigidez, tensão, dor ou desconforto escoa para baixo, por sua coluna, através das pernas e para o chão, enquanto circula a energia pura e radiante.

(Faça uma pausa durante alguns minutos para repetir o ciclo de respiração.)

Enquanto relaxa, permita que sua mente vá a um lugar que seu eu adolescente tenha considerado estimulante e seguro. Quando chegar lá, o que vê, o que ouve, que cheiro sente? Que horas são? Observe onde você está e o que está fazendo.

Lentamente evoque uma imagem do seu eu adolescente naquele momento em que pela primeira vez sentiu o emergir da sexualidade. Se não conseguir formar uma imagem específica, invente uma.

Visualize claramente a imagem do seu eu adolescente; não se apresse. Qual a sua aparência? Como seu cabelo está penteado? Que roupas está usando? Como se sente? Absorva o máximo que puder.

Agora, volte à sua identidade adulta e apresente-se à sua imagem adolescente. Como se sente em relação a ela e como ela se sente em relação a você? Parece cansada? Se assim for, talvez haja uma boa razão.

Explique-lhe que você quer aprender tudo que puder sobre si mesmo quando tinha aquela idade. Faça com que o adolescente saiba que você não deseja julgar; só quer que sejam amigos. Neste instante, passe alguns momentos junto com ele e simplesmente divirta-se. Seu objetivo é estabelecer um elo de confiança entre o que você é agora e o que foi quando descobriu sua sexualidade. Continue até sentir essa confiança.

Quando ela se estabelecer, é hora de se aprofundar. Pergunte a seu adolescente interior como se sente com relação ao corpo. Preste bastante atenção à resposta. Se surgirem sentimentos de vergonha ou inadequação, converse a respeito. Esta é a sua oportunidade para reafirmar a seu eu adolescente que não há motivo para ter vergonha do despertar da sexualidade. Um corpo sexualmente amadurecido é algo de que se orgulhar. Empregue todo o tempo que for necessário para ajudar seu eu adolescente a compreender esse fato.

Talvez também queira considerar se tem algo de sabedoria a transmitir. Provavelmente desejará conversar sobre auto-estima ou auto-aceitação, independência ou reafirmação. Independente do que compartilhar, faça-o de modo imparcial.

Pense em falar com ele sobre masturbação. A maioria dos adolescentes sente tamanha culpa e vergonha em relação ao toque sexual que, em vez de apreciarem a masturbação, executam-na tão rapidamente quanto possível. Ajude a amenizar aqueles sentimentos explicando-lhe que a masturbação é a melhor maneira de aprender sobre o próprio corpo e que será a base de uma vida sexual saudável com um(a) futuro(a) parceiro(a).

Pergunte-lhe se não gostaria de tentar a masturbação agora, sem vergonha ou culpa. Se ele ainda se sentir amedrontado, discuta o assunto e diga-lhe novamente que tudo está bem e em segurança. Se ainda se sentir desconfortável pule, por ora, para o final do exercício.

Autotoque Se seu eu adolescente estiver interessado em se masturbar, certifique-se de ter privacidade total e de que não será interrompido. Sugira que se masturbe despido(a) e explore todo o seu corpo. Gostaria de se olhar no espelho, como se estivesse na presença de um(a) parceiro(a), ou se deitar? Embora você talvez tenha sugestões, permita que o(a) adolescente escolha o que lhe agradar mais.

Quando tudo estiver pronto, visualize a fusão de vocês dois, transformando-se em um só. Deste modo ambos poderão experimentar a alegria do prazer solitário.

Tirem as roupas de maneira lenta e provocante, exatamente como fariam se um(a) amante estivesse observando. Explorem seu corpo com as mãos e os olhos, estimulando a mesma sensação de curiosidade da adolescência. Sintam todas as mudanças sofridas por seu corpo e como é bom sentir-se tocado em tantos lugares diferentes. Talvez queiram usar alguma loção ou óleo para o corpo, ou simplesmente as pontas dos dedos — o que for mais agradável.

Homens, se vocês normalmente acariciam seu pênis e ignoram o restante do corpo, desta vez diminuam a velocidade e descubram novas zonas erógenas. Mulheres, se geralmente usam um vibrador para levá-las ao orgasmo, deixem-no de lado. Este é um momento para exploração.

Acariciem seus antebraços, quadris, abdômen e partes internas das pernas. Caso se descubram querendo passar imediatamente aos órgãos genitais, sintam a excitação da crescente espera enquanto exploram o restante do corpo.

Observem a sensibilidade dos seus mamilos. Os homens geralmente não têm noção de quanto prazer e estímulo podem receber quando os mamilos são acariciados. As mulheres talvez estejam habituadas a tocar só os mamilos. Tentem pegar um dos seios nas mãos e apertá-lo, ou suavemente amassá-los e depois acariciar os mamilos. Tentem recobrar a excitação de fazer isto como na época de adolescentes, quando seus seios eram "novinhos".

Se o eu adolescente mostrar-se de alguma forma perturbado, converse a respeito, deixe-o saber que você o compreende e explique como é importante sentir-se conectado ao próprio corpo para que se tenha uma vida sexual perfeita com um(a) parceiro(a). Você poderia até mesmo mencionar quanto isto pode agir como fator de excitação para um parceiro em anos futuros.

Masturbação Quando se sentirem "aquecidos", comecem a explorar seus órgãos genitais. Homens, vocês se lembram de quando olhar o quase imperceptível contorno de mamilo daquela garota sentada no outro lado da sala, na aula de matemática, deixava seu pênis duro de curiosidade e excitação? Agora, enquanto se tocam, reconectem-se àquela exuberância da juventude. Usem a outra mão para massagear os testículos ou acariciem o ânus, para ver que outras sensações podem somar-se à experiência. Se os mamilos forem sensíveis, talvez desejem estimulá-los enquanto acariciam o pênis.

Mulheres, lembram-se da excitação que sentiram quando tocaram no seu clitóris pela primeira vez ou foram tocadas por outra pessoa? Como as ondas de prazer se propagaram pelo corpo todo? Como preferem que seu clitóris seja tocado? Experimentem toques diferentes, usando a outra mão para explorar o interior da vagina, acariciar os seios ou qualquer outra área do corpo onde sintam prazer.

Enquanto exploram, não esqueçam aquelas fantasias da adolescência — seu astro favorito de *rock* ou o irmão mais velho do seu melhor amigo. Desta vez, sem os pais no cômodo ao lado, vocês podem realmente se soltar. Até mesmo imaginar seu parceiro olhando-a como adolescente, explorando seu corpo com intenso desejo e entusiasmo.

Sensações e Emoções Se surgir algum pensamento associado à vergonha durante o autotoque ou a masturbação, lembre-se de que a exploração da sexualidade é um ato positivo e curador para você mesmo. A sexualidade faz parte da força vital; seu vínculo com ela contribui para que se sinta mais presente e ativo. Permite que tenha mais intimidade com um(a) parceiro(a). Como energia, amor e intimidade podem ser ruins?

Se as sensações de vergonha persistirem, apesar de quanto tranqüilize seu eu adolescente (e a si mesmo), talvez seja conveniente discutir o assunto com um terapeuta especializado em sexualidade ou com seu terapeuta atual. Alguns de nós precisam, mais que outros, trabalhar os processos de vergonha e culpa que muitas vezes envolvem a sexualidade. O importante é que o faça. Lembre-se de que tem direito a gostar de sua sexualidade.

Ter um orgasmo ou não durante este exercício fica a seu critério. É uma escolha inteiramente sua. Não se sinta pressionado ou reprimido.

Quando tiver terminado o exercício, se houver mais alguma coisa que deseje explorar, organize-se para se encontrar com seu eu adolescente outra vez. Se marcar alguma data, assegure-se de não faltar ao encontro. Faltar a um encontro abala a confiança. Você quer ser capaz de confiar em si mesmo, de abrir-se totalmente. Depois diga até logo.

Depois de tudo pronto, faça uma respiração sinalizadora para que seu corpo saiba que o exercício está chegando ao fim (inspire fortemente através do nariz; exale completamente pela boca). Feche e abra os olhos lentamente e retorne ao momento presente.

Após o Exercício   O que sentiu? Reflita durante alguns instantes sobre o que aprendeu a seu respeito. Seu adolescente interior precisa de mais atenção? Há mais alguma coisa que precise fazer para si mesmo de maneira a manter aquela conexão ativa? Pergunte a si mesmo: o que será necessário para que me sinta tão consciente e elétrico quanto naquela época? Como posso, sem demora, obter espaço para isto em minha vida? Faça um desenho ou escreva a respeito desta experiência em um diário.

♀ Exercício ♂
Explorando Sua Sexualidade de Adolescente Como um Casal: Parte Um

Depois que você e seu(sua) parceiro(a) tiverem feito sozinhos o exercício da Sexualidade de Adolescente pelo menos uma vez, organizem-se para realizarem juntos o exercício que se segue. Escolham um momento de paz entre vocês; é necessário que ambos se sintam em segurança para este jogo. Se tiverem filhos, providenciem para que eles estejam fora de casa ou dormindo, para que vocês não sejam interrompidos.

Sugerimos que gravem este exercício e depois reproduzam a gravação, de maneira que consigam relaxar e se concentrar um no outro. Em algumas seções, farão uma pequena pausa. Se preferirem, gravem músicas que ambos gostam e toquem durante as pausas. Talvez queiram escolher música da época da adolescência. Se a diferença de idade for muito grande, escolham algo que agrade a ambos e que considerem sensual. Embora estejam juntos, este exercício deve ser feito individualmente.

Antes de Começar Preparem-se como fizeram separadamente no exercício anterior.

Visualização Mais uma vez imagine a esfera de energia ou luz à medida que ela se desloca da frente do corpo quando inala e para baixo, ao longo da coluna vertebral, pelas pernas e entrando no solo quando exala. Circule a esfera durante alguns minutos. Permita que esta movimentação o leve a um estado mais profundo de relaxamento e tranqüilidade. A cada inalação e exalação irá se sentir duas vezes mais relaxado do que no momento anterior — duas vezes mais tranqüilo, duas vezes mais em paz. A cada respiração, todas as células do seu corpo liberam rigidez, tensão, dor ou desconforto e tudo escorre para baixo, ao longo da coluna, pelas pernas e entra no solo. Permita que esta energia circule pelo ambiente.

(Alguns momentos de pausa para repetir o ciclo de respiração.)
Enquanto relaxa, feche os olhos e imagine vocês dois em algum local fantástico, íntimo. É um lugar onde podem explorar juntos sua sexualidade de adolescente. Observe este país encantado. O que vê? Dedique-se, por alguns instantes, a realmente conhecer esse lugar: sua aparência, as sensações que transmite e como você se sente nele.

(Pausa por uns dois minutos.)
Permita que se forme uma imagem do seu eu adolescente. É a mesma do exercício anterior? Se assim for, cumprimente-a e apresente-se mais uma vez. Se for diferente, comece a conhecê-la.

Agora chegou o momento de encontrar o adolescente do(a) parceiro(a). Comece imaginando seu(sua) parceiro(a) nessa faixa etária. Possivelmente já viu fotos dele(a) ou até o mesmo o(a) conheceu com aquela idade. Se não, pode inventar. À medida que a imagem entra em foco, observe os detalhes que emergem. Qual a cor do cabelo? E a altura? O que está vestindo? Uma jaqueta de couro com franjas? Saia debruada e meias soquete? Jaqueta de faculdade?

Dê uma olhada realmente boa. Ande em volta do eu adolescente do(a) seu(sua) parceiro(a). Quando terminar, apresente-se. Avalie a sensação de estar com o parceiro quando adolescente.

(Uns minutos de pausa para visualizar o(a) parceiro(a) como adolescente.)
Diga quanto o(a) ama, principalmente porque estão se conhecendo neste novo dia. Mostre como está excitada(o) neste exato momento. Mentalmente, comece uma divertida e sensual sessão "de agarramento".

Lembre-se do que sentiu quando completamente vestida(o), da excitação e antecipação que só um adolescente consegue sentir. Tente lembrar-se de como explorou impacientemente outra pessoa pela primeira vez.

(Pausa por pelo menos cinco minutos para imaginar sua sessão de agarramento.)
Visualize que estão despindo um ao outro lentamente. Se conheceu ou não a pessoa amada com aquela idade (e provavelmente

com a maioria isso não aconteceu), imagine o que teria sentido e como seria fazer isto — a sensação de curiosidade e estupefação que provavelmente teria sentido.

Mentalmente, desvende o corpo do(a) parceiro(a) sem pressa. Se você é homem, talvez imagine ver e tocar os seios dela pela primeira vez, sentindo-se excitado como um garoto de dezesseis anos ao fazê-lo. Represente imaginariamente a primeira visão, bem de perto, da vagina, afastando os lábios, descobrindo o clitóris. Se for mulher, visualize o parceiro nu como um adolescente, o primeiro homem despido que já viu na vida. Toque-o em todos os lugares, permitindo que a curiosidade a dirija. Lembre-se de como ficou excitada quando sentiu um pênis ficar ereto em sua mão pela primeira vez.

Enquanto continuam a mútua exploração de adolescentes, lembrem-se de que fazer isso nada tem de vergonhoso ou errado. Como aprendeu quando explorou seu próprio corpo, a sexualidade é uma força vital e um modo de expressar profundo amor por você e pela pessoa amada.

(Pausa durante cinco a dez minutos para explorar e descobrir o corpo adolescente do parceiro.)

Faça o parceiro adolescente saber que você o ama. Diga-lhe também que o honra e respeita. Combine fazer tudo de novo o mais breve possível.

Após o Exercício Faça uma respiração sinalizadora, alertando sobre o término do exercício. Quando estiver pronto(a), abra os olhos e abrace a(o) parceira(o). Olhem um para o outro sem falar e reflitam sobre o que experimentaram. Antes de falar, dediquem um minuto para escrever o que experimentaram ou usem lápis comum ou de cor para capturar as sensações em cores. Então, caso se sintam confortáveis, compartilhem a experiência. Considerem ter mais algumas sessões de "encontros" antes de fazerem sexo, para que a carga aumente antes que atuem segundo aquelas sensações.

♀ Exercício ♂
Explorando Sua Sexualidade de Adolescente Como um Casal: Parte Dois

Depois de praticar diversas vezes a Parte Um deste exercício, tente na vida real. Esteja preparado(a) para se deliciar com os impulsos e desejos adolescentes agora incorporados a você e sua(seu) parceira(o).

Antes de Começar Prepare um espaço íntimo em casa ou, se puder, passe a noite em um hotel íntimo ou algum local romântico de férias. Talvez queira velas acesas ou uma suave música tocando ao fundo. Também poderia ter lençóis de seda e incenso. O importante é criar o tipo de ambiente que dê prazer e agrade a ambos.

Quando fizer o exercício desta vez, provavelmente desejará reproduzir a fita do anterior, mas agora *aja* segundo suas sensações.

Quando Estiverem Prontos Após alguns minutos de respiração profunda para relaxarem e se concentrarem, façam uma respiração sinalizadora para iniciarem o exercício.

Imaginem-se como adolescentes. Olhem verdadeiramente para aquela parte do outro. Transmitam àquele encontro uma sensação e uma admiração juvenis. Depois olhem um para o outro, tentem aquele primeiro beijo experimental e comecem o agarramento enquanto aumenta a energia sexual.

Sintam os mamilos e órgãos genitais um do outro por baixo das roupas e apreciem aquela sensação adolescente de dúvida, antecipação e emoção. Lentamente, dispam um ao outro e, alegremente, sensualmente, explorem os corpos um do outro. Respeite as sensações do parceiro e observe o que ele está experimentando. Tente não ter qualquer expectativa.

Realizem este exercício durante quinze minutos. Ao final deste tempo, façam uma respiração sinalizadora para que seus corpos saibam que terminou. Abracem-se.

Após o Exercício Falem durante alguns minutos sobre a experiência. Não existe maneira certa ou errada de fazê-lo. Se no princípio parece embaraçosa, pensem em tentá-la novamente numa próxima vez. Você pode modificar o local para evocá-la melhor. Por exemplo, ponha um cobertor ou manta no bosque ao pôr-do-sol, continue na sala depois que seus "pais" (ou as crianças) tiverem ido para a cama ou descubra um lugar seguro para "estacionar". Lembra-se de quantos problemas teve que enfrentar quando adolescente para ficar a sós com sua(seu) namorada(o)? Use a mesma engenhosidade romântica para que estas sensações venham novamente à tona.

• • •

É possível que vocês precisem revisitar seus "adolescentes" sozinhos (ou juntos) um certo número de vezes, para contatarem suas irrestritas energias sexuais básicas, mas vale a pena.

Depois deste novo contato, permitam que aquela sensação de perpétua excitação circule por seu corpo adulto na vida cotidiana. Respirem-na pelos membros. Sintam-se vivos. Façam com que seu segredo seja uma companhia constante, abraçando-a com força como uma nuvem perfumada. Parem durante o dia, quando as responsabilidades começarem a se acumular, e concentrem-se nela por alguns momentos. Sintam-na como uma fonte de poder interior, brilhando através da pele. Sorriam — vocês sabem ter algo que vale a pena compartilhar.

A vida em comum pode ser realmente boa quando se consegue integrar a bruta energia sexual do adolescente com um encanto sensual inocente, ingênuo. Embora isso talvez dê a impressão de retrocesso, sua vida íntima a dois pode dar um enorme passo à frente quando se dedicarem a explorar um ao outro como fazem as crianças, só pelo encanto de fazê-lo. Na vida cotidiana, toquem um ao outro sem desejo ou pressão para "ir até o fim". Os terapeutas sexuais lhe dão o nome de interação não-exigente e as crianças fazem isso o tempo todo. Redescubram o encanto nos aspectos não-sexuais de seus relacionamentos físicos e no corpo um do outro.

Saboreando Sua Sensualidade: A Abordagem do Foco Sensório

A sensualidade alimenta outro tipo de fome, um desejo por experiência sexual que devemos sentir e onde ter prazer. Se assim não fosse, por que nosso sentido seria tão aguçado? Talvez não tenhamos a visão aguda de um falcão ou o faro incomum de um cachorro, mas nossas próprias habilidades são bastante impressionantes. Por exemplo, podemos sentir nas pontas dos dedos ou no rosto uma pressão tão sutil quanto 1/25.000 de centímetro. Conseguimos ver a chama de uma vela à distância de quarenta quilômetros em uma noite clara. Sentimos uma gota de perfume disseminada em um apartamento de três quartos. Nossas papilas linguais são suficientemente desenvolvidas para detectar 1/28g de sal diluído em 600 litros de água. Interessante, não?

Esta mesma acuidade permite que sintamos as sutis nuances de sensação quando alguém que amamos está perto. Então, a maior sensualidade a dois fará mais por seu relacionamento do que simplesmente aumentar a satisfação sexual. Sensualidade envolve um nível mais profundo de intimidade do que de sexualidade.

Consideremos beijar, por exemplo. É sensual e extremamente íntimo. As prostitutas, que se envolvem em inúmeros atos sexuais, muitas vezes não permitem beijos, por ser muito pessoal. Conseguem ter relações sexuais sem envolvimentos emocionais, mas beijar leva o sexo a outro nível.

Não apenas sexo, mas qualquer coisa que façam juntos pode ser sensual, desde que prestem atenção com a mente e os sentidos. Na próxima vez que se sentarem para comer, somente vocês dois, pensem sobre como seria desfrutar a comida com os sentidos mais aguçados. Observem a cor e a textura da comida. Concentrem-se no sabor e nos odores. Ouçam os sons: o tilintar dos copos, o prato ao ser posto na mesa. Preste atenção à mudança de expressão no rosto do parceiro, como em câmara lenta. Refreie seus pensamentos e aguce seus sentidos.

Recorda-se como seus sentidos estavam aguçados quando se apaixonou pela primeira vez? Você tinha forte consciência de tudo que dizia respeito ao seu parceiro: o cheiro da pele ou do cabelo, a sensação das pontas dos dedos no seu braço e a expectativa das pontas dos seus próprios dedos enquanto viajavam pelo corpo amado. Este é o nível de sensibilidade que você precisa cultivar novamente, mesmo que entorpecido há muitos anos. Esta sensualidade contribuirá para que seu ato de amor estabeleça sua própria agenda, exclusivamente adequada ao momento, em vez de obedecer sempre ao mesmo padrão. Quando você remove os padrões, abre-se espaço para um acontecimento inesperado, algo que nunca ocorreu antes — como o orgasmo simultâneo.

O desenvolvimento do relaxamento físico e a elevação da consciência sensual a(o) tornam mais orgástica(o) e no comando de sua resposta sexual. As atividades de foco sensório (a série de exercícios voltados ao comportamento conduzidos por Masters e Johnson) são um modo excelente, erótico, de aprender como obtê-lo. Também são particularmente bons para homens com ejaculação precoce ou problemas de ereção e mulheres que sentem dificuldade para atingir o orgasmo. As técnicas de foco sensório elevam a excitação, aumentam o relaxamento e, o mais importante, eliminam a pressão.

Há três "regras" que precisam ser seguidas ao fazer foco sensório. A primeira é: *Concentre-se nas suas sensações*. A segunda: *Mantenha o foco no aqui e agora, libertando-se de todos os pensamentos estranhos*. A terceira é: *Divirta-se sem ter qualquer expectativa quanto a você mesma(o) ou quanto a seu(sua) parceiro(a)*.

O exercício que se segue, chamado carícia dorsal, nós recomendamos aos casais para ajudá-los a ter novamente contato com sua sensualidade. É mais sensual, menos sexual e fácil para começar. Se vocês fossem começar com a parte frontal dos seus corpos, naturalmente incluiriam os órgãos genitais e poderiam facilmente se encaixar em velhos padrões. O objetivo deste exercício é aprender a ser sensual.

♀ Exercício ♂
A Carícia Dorsal

Antes de Começar Disponham de pelo menos uma hora para ficarem juntos sem serem perturbados. Verifiquem se o ambiente está aquecido e confortável. Comecem despindo-se, deitando-se juntos e abraçando-se. Vocês podem abraçar um ao outro frente a frente ou um com as costas encostadas ao peito do outro, na célebre "posição dos amantes". Decidam quem primeiro será o parceiro "ativo". Este inicia o toque. Vocês trocarão de posições após vinte minutos.

Quando Estiverem Prontos O parceiro ativo passa vinte minutos acariciando as costas do outro. Carinho é um toque mais suave do que massagem. É uma carícia, branda e suave ou leve como uma pluma. Quando você for o parceiro ativo, acaricie o(a) parceiro(a) para seu próprio prazer, mas mude a maneira com que o faz caso ele(a) diga que não está gostando. Não toque com a intenção de criar excitação e não se concentre nas áreas sexuais ou erógenas tradicionais. Concentre-se no momento, simplesmente desfrutando do contato e da proximidade.

Experimente utilizar os braços, rosto, peito, pernas e pés para acariciar as costas do(a) parceiro(a). Faça contato com todo o corpo, deitando-se sobre o(a) parceiro(a). Faça com que o amor flua por meio do toque.

Se você for o parceiro passivo, não dê informações, a não ser que o outro esteja fazendo algo desconfortável. Se gostar do que está sentindo, guarde as sensações.

Quer você seja o parceiro ativo ou passivo, lembre-se sempre e pratique as três regras de ouro descritas anteriormente. Se sua mente perder-se em devaneios, não se sinta mal. Esta tendência é bastante comum, mas fácil de superar. Sempre que devanear, simplesmente focalize de novo sua atenção nas sensações físicas. Talvez precise fazê-lo muitas vezes até que aconteça naturalmente, mas isto virá com a prática.

Após vinte minutos, abracem-se de novo e troquem de papéis. O parceiro antes passivo agora será o ativo. Quando terminarem, abracem-se um pouco mais. Provavelmente ambos se sentirão bastante relaxados.

• • •

Você pode fazer a carícia dorsal sempre que sentir vontade de se reconectar fisicamente, sem pressionar o outro para que algo aconteça ou para fazer sexo. É um modo maravilhoso de se libertar das tensões após um dia de trabalho estressante e uma boa maneira de relaxarem juntos e reativarem sua união se um dos dois tiver viajado durante algum tempo. A carícia dorsal pode, por si só, ser uma experiência suave ou servir como prelúdio para os exercícios dos capítulos que se seguem.

Embora aparentemente seja um longo caminho desde a carícia dorsal até o orgasmo simultâneo, esse realmente é o primeiro passo. A chave é o nível de relaxamento e a capacidade de concentração no processo sensual em vez de no potencial resultado sexual. As partes de vocês que "sabem" como harmonizar os ciclos de excitação uma com a outra terão muito mais facilidade para consegui-lo se vocês puderem aprender como se manterem relaxados e abertos ao outro, não somente agora, mas também mais tarde, à medida que suas sensualidades e estímulos se tornarem mais e mais intensos.

• • •

Enquanto prosseguem a jornada no caminho do prazer em direção ao orgasmo simultâneo, lembrem-se de saborear cada passo da viagem. Usufruam do doce sucesso em cada pequena e *sexy* realização ao longo do caminho. Façam da exploração uma experiência divertida. Quando menos esperarem, seus objetivos desejados estarão sob seus comandos.

Voluptuosas Variações sobre
O Que Está para Vir

Os orgasmos simultâneos ocorrem de tantas maneiras diversas quanto os orgasmos seqüenciais. Eles não se limitam às relações sexuais na posição frente a frente. Você pode realizá-los em qualquer posição como, por exemplo, na excitante posição "69" ou enquanto estimulam manualmente um ao outro ou a si mesmos. O sexo oral e a masturbação mútuos são um pouco mais desafiantes porque são ricos em estímulos — tanto dando quanto recebendo, então é mais difícil se concentrar nas próprias sensações orgásticas. Alguns casais, entretanto, consideram estas variações maravilhosamente satisfatórias.

Para cada uma dessas opções há escolhas ainda mais deliciosas. Os homens talvez sintam prazer em um orgasmo ejaculatório, um orgasmo sem ejaculação ou orgasmos múltiplos. Ejaculação e orgasmo não são a mesma coisa, como explicaremos no Capítulo 7. Os homens que conseguem ter múltiplos orgasmos aprendem a separar ejaculação de orgasmo, para que possam chegar ao clímax sem ejacular ou perder a ereção.

As mulheres podem usufruir de um orgasmo vaginal completo, um orgasmo ardente, concentrado, clitoriano, um orgasmo de ponto G ou um "jato" — um intenso orgasmo de ponto G acompanhado por liberação de fluido.

Mesmo com intercurso sexual, o orgasmo simultâneo não se limita a orgasmos que começam e terminam ao mesmo tempo. A mulher capaz de orgasmos múltiplos pode iniciar seu ciclo orgásmico sozinha enquanto o parceiro, controlando a ejaculação, permite o aumento de sua própria excitação até que a mulher esteja a meio caminho do seu ciclo. Por outro lado, ele pode se render ao seu clímax quando o dela começa ou termina. Muitas mulheres acham que o orgasmo do parceiro desencadeia seu próprio, então o que começa como um orgasmo seqüencial se torna um orgasmo simultâneo.

Dadas todas essas opções, talvez vocês já consigam imaginar as inúmeras possibilidades. Não precisam deixar de fazer sexo da maneira que gostam apenas porque gostariam de chegar juntos ao clímax. Também não precisam fazê-lo sempre do mesmo modo. Pelo contrário, é possível transportar o sexo que gostam a alturas orgásticas mais elevadas. Afinal de contas, a variedade é o tempero da vida!

Parte Dois

Aprendendo Como

Capítulo 4

Antes do Jogo: Preparando o Terreno para um Sexo Fantástico

> Há um compromisso, ainda que breve; uma pureza, ainda que ameaçada; uma vulnerabilidade, ainda que oculta; uma generosidade de espírito, ainda que marcada pela necessidade; um desvelo honesto, ainda que chamuscado pela luxúria, que precisam estar presentes se as uniões devem ser saudáveis e não lentamente envenenadas.
>
> — Tom Robbins, *Still Life with Woodpecker*

Com que freqüência você pega algo do refrigerador e come frio, de pé, porque está com pressa ou muito faminto? Isso acaba com sua fome, mas o satisfaz? Uma boa refeição, verdadeiramente memorável, precisa de uma cuidadosa preparação. Muitos ingredientes diferentes entram no preparo, com atenção dada a cada um deles.

Assim é com o sexo perfeito. Enquanto o desejo pode inflamar-se espontaneamente, o sexo é somente tão bom quanto o que você leva a ele. Corpo e alma, mente e emoções, tudo precisa estar preparado e pronto. Por que levar à pessoa amada algo menos que o melhor? Por que negar-se a experiência da completa vitalidade sexual?

Quando você pensa a respeito, sexo é muito mais que desejo e instinto, nudez e contato. Muito também acontece sob a pele.

O sexo é glandular, vascular, muscular, neural, cognitivo, perceptivo, bioquímico e elétrico. Você deve ter "todos os sistemas prontos", em interação harmoniosa, para experimentar algo mais que um choque aqui e uma fricção ali.

Desejo — aquela criação profundamente humana — surge de todos os níveis de seu ser. Começa no eu mais interior como um desejo ardente, uma sensação de ser incompleto e um esforço para o que acredita ser realização. Você pode não estar consciente de seu apetite sexual até um estímulo externo fazer cócegas, trazendo-o para primeiro plano. Talvez cruze na rua com um estranho bem-apessoado e algo dentro de você a faça pensar: "Mmm, eu gostaria..." Ou talvez leia uma passagem erótica num romance, ou a pessoa amada lhe diga algo naquele tom de voz que estimula forças profundas e primitivas.

O fluxo de desejo que se agita dentro de você é possível porque seu espírito filtra o impulso sexual por intermédio de seu cérebro, inspirando-o a enviar comandos através de seu corpo que levam órgãos e glândulas a um estado de desejo. Você não pode sentir desejo se suas glândulas sexuais não estiverem funcionando adequadamente, liberando precisas quantidades de estrogênio, progesterona e testosterona em sua corrente sanguínea. (Níveis anormalmente elevados de estrogênio podem diminuir o desejo, enquanto altos níveis de testosterona podem produzir um estado de grande atividade. O conceito de muito alto ou muito baixo varia de indivíduo a indivíduo.) A experiência do desejo também requer uma certa sensibilidade nos nervos, que transforma estímulo em sensação física e excitação sexual. Este é o rubor quente e erótico que você sente na presença de quem ama. Seu desejo ardente interior por intimidade, sua prévia história emocional e sexual, sua proximidade física e o prognóstico do que virá desempenham um papel no que acontecerá a seguir.

Quando você a vê dessa forma, não é difícil perceber como a sexualidade envolve cada aspecto de seu ser. Necessariamente resulta que a melhor maneira de preparar o tipo de intimidade que irá fazer com que se sinta realizado, de corpo e alma, é nutrir e vitalizar cada um desses aspectos. (Isso também desenvolverá o magnetismo ao qual os outros acham tão difícil resistir e, como sabe, não há nada tão delicioso quanto se sentir desejado por quem você deseja.)

Como criar esse magnetismo sexual? Como despertar a completa vitalidade sexual? As respostas são nossa promessa para as páginas seguintes. Neste capítulo, explicamos os sistemas de desejo e excitação, para ajudá-lo a desenvolver os simples hábitos diários que o farão chegar lá.

A Base para o Sexo Sensacional

Cinco elementos são essenciais para o completo prazer sexual: uma sensação de total vitalidade, firmeza e elasticidade de determinados músculos pélvicos; a habilidade para mudar a atenção dos pensamentos para as sensações físicas; a capacidade para relaxar mente e corpo profundamente e à vontade; e atitude correta — uma aceitação honesta tanto de sua própria sexualidade quanto a de seu(sua) parceiro(a).

Vamos olhar sucessivamente cada um desses elementos.

Vitalidade

É quase óbvio demais mencionar, mas vitalidade é um pré-requisito absoluto para um sexo fantástico. Pergunte para qualquer atleta. Quanto mais fisicamente apto estiver, mais capaz será de desfrutar fisicamente do sexo. Qualquer atividade que estimule vitalidade merece fazer parte do seu programa regular. Se correr o mantém carregado, então corra. Se você aprecia o *reggae*, saia para dançar ou toque seus CDs favoritos. Se caminhar pela floresta deixa seus sentidos completamente alertas, tire suas botas de caminhada do armário. Não importa a atividade que escolher, apenas mantenha-se em movimento.

O exercício oxigena o sangue e estimula a circulação. Boa circulação eleva a receptividade sensual de sua pele e é necessária para manter uma forte ereção e um clitóris fortificado de maneira a atingir o orgasmo. O exercício desenvolve resistência e aumenta a flexibilidade e você se sentirá grato a ambos durante uma vigorosa sessão sexual.

Se, regularmente, puder exercitar-se ao ponto de suar, ainda melhor. Suar limpa seu sangue das toxinas e traz um grande número de benefícios: pele brilhante, olhos lustrosos e uma vivacidade total à sua aparência. Provavelmente já notou que quando está aerobicamente em boa forma, sente-se melhor consigo mesmo e mais positivo em relação à vida em geral. O que pode não saber é que sentir-se bem consigo mesmo é o principal componente de sua atração global para com os outros.

Os alimentos que come também contribuem para sua sensação de bem-estar. Uma dieta de alimentos não-industrializados, integrais, incluindo muitas frutas e vegetais frescos e grãos, nutre seus órgãos e glândulas. Por outro lado, alimentos errados podem desvitalizá-lo, tornando-o preguiçoso e irritável. É claro que não há problema em degustar uma bomba de chocolate de vez em quando ou saborear um suculento bife com batatas nadando em molho, mas não faça disso um hábito se sua vida sexual for importante para você. A longo prazo, uma dieta de comidas muito gordurosas pode entupir as artérias o bastante para criar dificuldades de ereção para os homens e deixar qualquer um cansado demais para o sexo. Uma dieta que conta com muita comida pronta de baixo valor nutricional pode embotar completamente a resposta sexual. Por que gastar energia vital processando comida não-saudável quando pode gastá-la com prazer? Suas escolhas alimentares se tornam mais importantes à medida que envelhece, porque o corpo se torna mais lento em reabastecer o que foi perdido.

Também é importante proteger-se das tensões da vida cotidiana. Se você está indo, indo, indo ou pensando, pensando, pensando desde o minuto em que o despertador toca até deitar novamente sua cabeça no travesseiro à noite, pense em como seus órgãos, glândulas e sistemas físicos ficam esgotados. Se não tirar folgas regulares para seu corpo se recuperar, não se surpreenda se começar a sentir menos intimidade sexual e física com seu(sua) parceiro(a). A longo prazo, se falhar em encontrar o equilíbrio correto entre descanso e atividade para *você* (o que varia de indivíduo para indivíduo), seu desejo pode desaparecer inteiramente.

Do mesmo modo, se tiver uma vida rotineira, sempre procedendo com segurança ao invés de assumir riscos que trazem riqueza à sua vida, não espere um sexo crepitante por muito tempo. O sexo nunca foi e nunca será um substituto para uma vida em contato permanente. Primeiro deixe sua vida crepitar que depois o mesmo ocorrerá com o sexo.

Coma, Beba e Seja Sensual

As pessoas, através dos tempos, têm feito experiências com afrodisíacos, mas nenhuma comida, erva ou elixir pode substituir uma dieta boa e equilibrada. Para estar na sua melhor condição sexual você precisa alimentar seu cérebro, seus músculos, seus nervos, suas glândulas e seus órgãos sexuais — e nenhuma substância pode fazer isso. Para se sentir realmente vivo em seu corpo e energizado para o sexo, incorpore à sua dieta tantos alimentos vivos (frutas, vegetais e brotos frescos) quanto puder. Os sucos de frutas e vegetais frescos também são excelentes. Quanto maior a energia vital em sua comida ou bebida, maior o estímulo para sua própria energia vital.

Não se esqueça, também, de beber oito copos cheios de água pura todo dia. A água ajuda na higiene interna eliminando as toxinas. Quanto mais limpo se sentir por dentro, mais sensível estará aos estímulos agradáveis, como o toque da pessoa amada.

> Se achar que os níveis hormonais talvez o estejam afetando, pense em falar com um endocrinologista especializado nesses assuntos, ou consulte um nutricionista, acupuntor ou outro especialista em saúde. Talvez tenha que experimentar um pouquinho de cada antes de encontrar o programa nutricional correto para você.
>
> Se seus níveis de testosterona estão baixos, verifique se sua alimentação tem suficiente proteína animal. Um artigo publicado na revista *Men's Health* informou que homens que comem carne têm níveis mais elevados de testosterona que aqueles que contam com soja ou outras proteínas vegetais alternativas. (No entanto, a carne pode ser alta em estrogênios, dependendo dos métodos de criação do animal.)
>
> Se achar que sua dieta precisa de um ajuste, verifique *Love, Sex and Nutrition*, do nutricionista Bernard Jensen (Garden City, NY: Avery Publishing Group, 1988).

Tonicidade Sexual Localizada

Embora o sexo de modo algum se limite à área genital, você pode conseguir umas transas da melhor qualidade, por assim dizer, dando bastante atenção a uns poucos músculos-chave. O mais importante é o pubococcígeo (PC), que conecta o osso púbico ao cóccix. Esse é o músculo que espasma durante o orgasmo, tanto em homens quanto em mulheres. Sabe de quem estou falando? Tente encontrá-lo agora. Um meio fácil de identificá-lo é urinar e então, intencionalmente, começar e interromper o fluxo. Os homens descobrirão que contrair o músculo PC durante uma ereção faz com que o pênis pulse rapidamente para cima e para baixo.

Há benefícios salutares, bem como sexuais, em manter seu músculo PC tonificado. Para as mulheres, um músculo PC bem-exercitado ajudará a manter os órgãos urinários e reprodutivos no lugar à medida que envelhecem, evitando uma condição denominada prolapso de útero. Também ajudará a prevenir a incontinência urinária, um problema comum com a idade. Para os homens, manter o músculo PC em forma pode ajudar a prevenir problemas com a próstata. Um músculo PC tonificado aumenta a intensidade e a duração dos orgasmos e permite mais controle sobre o clímax.

Todos devem exercitar seu músculo PC. É fácil e pode ser feito em qualquer lugar, a qualquer hora. A coisa mais difícil é simplesmente se lembrar de fazê-lo. Tente fazer os seguintes exercícios do PC todo dia à mesma hora, assim você estabelece uma rotina. Consideramos útil combiná-los com alguma atividade diária, como escovar seus dentes.

A Contração do PC Enquanto mantém todos os outros músculos relaxados (incluindo a barriga, as pernas e as nádegas) contraia seu músculo PC e mantenha esta contração durante um segundo.

Libere e então relaxe por um segundo.

Repita dez vezes essa seqüência de contração-relaxamento.

Isso leva apenas vinte segundos — é muito fácil e simples. Comece fazendo uma série de contrações por dia, aumentando até três. Num breve espaço de tempo, você notará os resultados. À medida que sente seu PC ficar mais forte, será mais fácil manter a contração por períodos mais longos de tempo.

Quando você sentir que já domina o assunto, varie um pouco. Faça mais rapidamente, segure durante mais tempo ou tente comprimir irregularmente. Misture tudo: contração curta, contração longa e assim por diante. Mas cuidado — não se exceda. O PC ficará dolorido como qualquer outro músculo não-condicionado e um PC dolorido não é brincadeira. Vá com calma no início; e depois aumente sua freqüência. Felizmente, para a manutenção saudável, são suficientes em torno de três séries de repetições por dia.

Impulsos e Rotações Pélvicas Também vale a pena incorporar à sua rotina diária impulsos e rotações pélvicas, por causa da flexibilidade que trazem. Eles aliviam a tensão dos músculos e tendões em suas coxas, costas e quadris, o que se traduz em mais energia e menos tensão quando fizer amor. A maior parte das coisas em nossas vidas — dirigir, sentar e assim por diante — contribui para manter essa área de nosso corpo firmemente bloqueada.

Para fazer impulsos, deite-se de costas ou fique de pé e mova sua pélvis para a frente e para trás, sem movimentar o restante do corpo. Para fazer rotações, mova sua pélvis circularmente como se estivesse brincando com um bambolê.

Tente fazer cinco minutos de impulsos e cinco minutos de rotações todo dia, até conseguir pleno domínio. Então alterne impulsos e rotações ao acaso, alternando os padrões.

• • •

Fazer exercícios específicos de alongamento que ajudam a tornar flexíveis e a fortalecer os músculos da parte interna de suas coxas, das próprias coxas, abdômen e nádegas também pode aumentar enormemente seu prazer, porque eles transferem um fluxo maior de energia para a área. (Lembre-se, energia é igual à carga sexual.) Atitudes culturais subjacentes sobre prazer instruíram muitos de nós a manter esses músculos cronicamente tensos, de forma que bloqueamos as sensações na área. Essa tensão é uma resposta comum quando, por exemplo, um dos pais repreende uma criança por tocar seus órgãos genitais. Wilhelm Reich, um psicoterapeuta voltado para o corpo, anos-luz à frente de seu tempo, observou que a sociedade ocidental está organizada de modo a fazer com que as pessoas controlem seus prazeres em vez de ensiná-las como apreciá-los.

Se você pensa seriamente em libertar-se sexualmente, pense em freqüentar um curso regular de trabalho corporal. A terapia reichiana e a bioenergética, que evoluiu do trabalho reichiano, são dois sistemas de psicoterapia voltada para o corpo dedicados, principalmente, ao desbloqueio da energia sexual. Se você gostaria de tentar o trabalho corporal mas não está interessado em explorar a psicodinâmica de como seus músculos se tornam tão tensos, então pense em acupressura ou massagem sueca, que são duas outras opções gratificantes.

Foco Sensório: Uma Concentração dos Sentidos

A capacidade para relaxar profundamente sua mente e seu corpo, à vontade, é essencial se você deseja experimentar grande prazer físico. Isso é verdadeiro por inúmeras razões. Uma razão simples é que músculos tensos "bloqueiam" energia. Quando faz amor, você deseja que a energia flua livremente e esteja disponível de forma que possa mover-se com ela e estabelecer o ritmo do ato sexual — ou aproximar-se do ritmo da pessoa amada, dependendo da situação. Quanto mais energia disponível, maior sua sensação de liberdade e mais profundo seu prazer quando alcança o clímax.

Relaxamento mental também é importante, porque os pensamentos criam tensão muscular. Os pensamentos competem com as sensações físicas por sua atenção. Se sua mente ou seus músculos estiverem tensos demais, o "conservador" em seu cérebro inibirá ou interromperá completamente seu funcionamento sexual. Isso pode acontecer mesmo se estiver desejando muito fazer amor, mas demasiadamente ansioso(a) para agradar ou impressionar seu(sua) parceiro(a). No entanto, isto também pode ocorrer se você estiver tenso por algum motivo não-relacionado, como o receio de ser demitido do trabalho. Mesmo pensamentos que não geram tensão podem perturbá-lo a ponto de não sentir qualquer sensação sexual. Para compreender por que isso acontece, vamos ver como o cérebro e o sistema nervoso funcionam.

Seu cérebro e seu sistema nervoso têm, cada um, essencialmente, dois "ajustes". Um é ótimo para o funcionamento sexual; o outro o inibe. A natureza fez isso para proporcionar um tipo de resposta que garanta a sobrevivência humana.

A parte mais primitiva do cérebro, a parte posterior ou rombencéfalo, governa os instintos primitivos, as emoções básicas e o comportamento sexual. O córtex é o local das funções mais elevadas da mente, como o pensamento abstrato, análise e lógica. Algumas pessoas se referem a eles como cérebro "animal" e cérebro "pensante".

O cérebro animal e o pensante estão em constante comunicação um com o outro e se controlam mutuamente. Na maioria das vezes, este sistema funciona maravilhosamente. Quando um está ativo, o outro fica em segundo plano. Por exemplo, quando você usa o cérebro para resolver equações abstratas, o córtex atenua seu desejo sexual. Na verdade, o trabalho do córtex é suprimir impulsos sexuais quando não seria adequado ativá-los.

Para quem usa intensamente o cérebro durante a semana de trabalho, o truque é aprender como deixar o córtex "em marcha lenta" de forma que nosso cérebro animal possa funcionar quando levamos nosso(a) amante para a cama. Há um momento e um lugar para nos rendermos e satisfazermos aqueles impulsos libidinosos e pode ser desanimador e sexualmente desapontador se o momento é certo, mas seu cérebro pensante não quer parar de funcionar. Tente lembrar-se da última vez que fez um monólogo interior sobre se estava ou não fazendo um bom trabalho satisfazendo a pessoa amada, e você compreenderá o que nós queremos dizer.

Idealmente, quando está fazendo amor, você se concentra nas sensações físicas criadas pelo contato sexual. Estar no aqui e agora significa poder restringir sua consciência ao que está experimentando neste preciso lugar, neste preciso momento. Sua mente não registra os pensamentos desconexos que você está experimentando no aqui e agora. Você flui com o momento, sem quaisquer exigências particulares quanto a seu(sua) parceiro(a) e confiando completamente que ele(ela) também não tem expectativas específicas com relação a você. Isso é incrivelmente libertador e ingrediente essencial do bom sexo. (Os terapeutas sexuais o chamam de *interação não-exigente*.)

Relaxamento de Corpo e Mente

O cérebro não é a única parte de seu corpo que precisa diminuir a atividade para um sexo fantástico. Seu sistema nervoso também precisa estar funcionando corretamente. Há dois ramos neste sistema e o que permite o completo funcionamento sexual é chamado de parassimpático. Você sabe que ele está em operação quando sua respiração está lenta e estável e seus músculos relaxados. Este sistema está ativo quando você se sente profundamente excitado.

Como a vida moderna não tende a ser muito relaxante, a maioria de nós está muito mais familiarizada com o outro ramo do sistema nervoso autônomo, o sistema nervoso simpático. Este é o ramo que entra em ação quando você está tenso. A natureza o criou para ajudar o corpo a mobilizar energia para lutar ou, se necessário, fugir. Enquanto o sistema nervoso parassimpático leva alguns momentos para assumir o controle, o simpático funciona com muita rapidez. Segundos depois de perceber o perigo, os olhos dilatam, o coração bate fortemente e a respiração e a pressão sanguínea aumentam dramaticamente. O sangue se desvia da parte central do corpo para os braços e as pernas, dessa maneira eles têm energia para se mover rapidamente. Isso, entretanto, tem o efeito de diminuir a função sexual, pois o sangue sai da área genital em direção aos membros.

Infelizmente, este sistema bem-harmonizado pode causar problemas a homens e mulheres modernos, se estes forem propensos à ansiedade ou estiverem estressados. A ansiedade interna, independente da causa, pode disparar o sistema nervoso simpático em momentos inoportunos. Uma vez estimulado, esqueça qualquer sexo gratificante. A única maneira de voltar ao modo parassimpático é concentrar-se conscientemente no relaxamento.

Quatro técnicas são explicadas a seguir — respiração consciente, fundamentação, tensão/relaxamento e massagem — que podem ajudá-lo a relaxar completamente. Eles podem ser realizados em qualquer momento e não fazem necessariamente parte de sua atividade sexual. Você pode usá-los em qualquer situação onde a redução de estresse seja desejável.

Respiração Consciente Um dos meios mais eficazes para relaxar conscientemente é por intermédio da respiração lenta e profunda. Quando ansioso, você tende a respirar superficialmente ou a prender a respiração. Inspirando lentamente pelas narinas e expirando completamente pela boca, você pode relaxar conscientemente.

Se você geralmente tende à ansiedade ou está passando por um período de estresse em sua vida, uma boa idéia é parar algumas vezes durante o dia e observar sua respiração. Observe se está superficial ou profunda. Concentre-se no seu corpo e descubra onde sente tensão. Veja se pode usar sua respiração para ajudá-lo a aliviar a tensão. Quando estiver fazendo sexo, é duas vezes mais importante verificar sua respiração de tempos em tempos, até isto se tornar um hábito.

Fundamentação Outro meio de aliviar a tensão e reconectar-se com seu corpo é "fundamentar-se" conscientemente. Isso pode realmente ajudá-lo se muitas vezes seus pensamentos ficam descontrolados. Para se fundamentar, assuma uma posição confortável. Você pode estar sentado ou de pé, mas assegure-se de sentir seu pé firmemente plantado no chão. Imagine raízes estendendo-se de seu pé para dentro da terra. Respire profundamente pelas narinas. Expire pela boca e imagine-se enviando o ar para suas pernas, seus pés e através das raízes. Use sua respiração desse modo para enviar energia relaxante ao interior de seu corpo e eliminar a tensão. A fundamentação não leva mais que trinta segundos e pode ser repetida sempre que necessário.

Tensão/Relaxamento Se você tiver no mínimo vinte minutos disponíveis, pode alcançar um estado de relaxamento muito profundo se, conscientemente, contrair e relaxar seus músculos. Se estiver num trem ou num ônibus rumo ao trabalho, pode fazer isso sem ser notado. No entanto, funciona melhor se estiver num espaço privado, livre de todas as distrações.

Antes de começar, afrouxe qualquer roupa apertada que possa impedi-lo de respirar lenta e profundamente. Então respire profundamente, inspirando pelas narinas e expirando pela boca. Quando tiver liberado as tensões exteriores dessa forma, comece a concentrar-se em retesar e relaxar separadamente cada parte de seu corpo.

Contraia por alguns segundos uma parte e então mantenha a tensão por alguns segundos antes de exalar e soltar. Sinta quão relaxada aquela parte do corpo está antes de prosseguir para a seguinte.

Trabalhe a partir dos pés. Primeiro contraia e relaxe seu pé esquerdo e depois seu pé direito. Faça o mesmo com suas pernas, nádegas, abdômen, mãos, braços, peito, pescoço e rosto.

Quando tiver terminado respire, relaxando durante cinco minutos. Então cumprimente-se por tê-lo feito bem. Use a mente para examinar seu corpo; se ainda sentir tensão em algum lugar, contraia e relaxe aquelas áreas novamente até se sentir bem.

Se considera tudo isto muito desafiador ou que uma música relaxante poderia ajudar, compre uma fita destinada a esse propósito. Você pode encontrar fitas de relaxamento em catálogos de vendas por reembolso postal, em livrarias esotéricas e em algumas lojas de música. Se você recebe massagens profissionais regularmente, pergunte ao seu massagista o que ele recomenda. Como alternativa, pode gravar o exercício de relaxamento do Capítulo 6, chamado "Reconectando-se com a Sexualidade, Redespertando o Desejo: Um Exercício Orientado de Visualização".

Massagem Outro meio muito agradável de manter-se relaxado e preparado para o ato sexual é receber massagens regulares ou, melhor ainda, fazê-las com a pessoa amada. A massagem é um bom meio para você se livrar da tensão e fazer com que a vitalidade circule novamente pelo seu corpo. Ajuda na circulação, elimina as toxinas e melhora o tônus e a função muscular. Pode também desenvolver confiança entre os amantes. Uma massagem o ajudará a sair de uma condição estressada para uma altamente estimulante e receptiva.

Outra boa idéia é planejar uma massagem antes de alguma data especial (e devem sempre marcar datas especiais juntos, não importa há quantos anos estejam casados). Você terá melhor aparência, se sentirá melhor e começará a antecipar os prazeres da noite pela frente. Os homens geralmente sentirão mais facilidade para manter e controlar a ereção tanto quanto desejarem. As mulheres geralmente se considerarão mais orgásticas.

A Atitude Correta

Até agora, nós nos concentramos nos elementos físicos do prazer sexual. Exercício, dieta correta, constantes paradas para relaxamento podem lhe proporcionar muito mais vitalidade na cama e intensificar seu prazer. Mas a estrada para a completa vitalidade sexual não pára aí. Você também tem que colocar a cabeça no lugar. Se estiver cheia de expectativas com relação ao outro ou pressão sobre si mesmo para obter um desempenho segundo determinado ideal, sua mente não estará receptiva aos sinais sexuais fluindo entre você e a pessoa amada. O orgasmo simultâneo requer que você esteja absorvido no momento, em seu prazer e no prazer de seu amante. Isso exige um alto grau de harmonia.

Posturas em relação a sexo ou a si próprio que forem até mesmo um pouco desfavoráveis podem atrapalhar. Há muito "medo-do-prazer" no subconsciente coletivo americano. Somos uma nação fundada por puritanos e no topo daquela cultura contemporânea estabeleceu-se uma atitude mental de "faça com que aconteça agora". Combine os dois e o que obtém? Tensão, prazer entorpecido e medo na cama. Qualquer um desses é suficiente para criar uma barreira entre você e seu amante. É necessário bastante consciência de si mesmo, carinho e apoio mútuo para derrubar essa barreira.

Para ajudá-lo a começar a derrubá-la, desejamos destacar crenças falsas e geralmente subconscientes que podem intrometer-se em seu caminho. Enquanto você não as trouxer à superfície, todos os esforços e boas intenções para melhorar sua vida sexual talvez não dêem frutos.

Idéia Falsa 1: Sexo é sujo ou vergonhoso ou "Boas meninas não fazem".

Claro, você é muito educada e progressista para acreditar nisso conscientemente, mas o que seus pais lhe disseram? Deborah nos contou uma história engraçada sobre quando ela era adolescente e um jovem hispânico apaixonado a estava cortejando. Sua nervosa mãe ítalo-americana não gostou disso, mas não disse nada até um dia em que mãe e filha estavam comprando roupas íntimas. A adolescente deixou, por descuido, suas compras no balcão e não percebeu até que ambas desciam a escada rolante. Foi quando sua mãe a repreendeu, alto o bastante para que qualquer um pudesse ouvir: "Deborah, *nunca mais* perca suas calcinhas!"

A história de Deborah é engraçada até você considerar a mensagem subjacente. Muitas mulheres que vêm até nós pela terapia sentem-se envergonhadas com relação à sua sexualidade. Não parece ser um problema tão freqüente nos homens, em geral, embora possa ser igualmente prejudicial àqueles afetados. O Capítulo 6, para as mulheres, lidará com a questão da vergonha com mais detalhes, mas a mencionamos aqui para que explorem juntos se este for o problema de algum de vocês.

A resolução de quaisquer sentimentos de vergonha os liberará para se sentirem mais livres e estarem mais presentes em seu ato sexual. Elevará sua auto-estima e vocês sentirão os efeitos em todas as áreas de sua vida. A coisa mais terrível quanto a sentir-se envergonhado sobre ter sensações sexuais é que todos nós temos sensações sexuais — de fato, elas estão enraizadas em nossa fisiologia.

Idéia Falsa 2: É minha obrigação levar minha parceira ao orgasmo ou "Um verdadeiro homem sabe como fazê-la alcançar o orgasmo".

Como dissemos no Capítulo 2, por volta de 50% das mulheres nos EUA não alcançam o orgasmo durante a relação sexual. Parte disso tem a ver com as mensagens sobre sexualidade que recebemos em nossa educação. Muitas mães dizem para suas filhas o que *não* fazer com sua sexualidade em vez de como desfrutá-la. Felizmente, a capacidade para atingir um orgasmo pode ser aprendida.

O fundamental para os homens é o seguinte: o orgasmo de uma mulher é decisão própria. Se ela não for capaz, não é culpa sua. Se ela se contiver por causa de um problema no relacionamento, normalmente falará sobre o assunto. Se ela lhe disser que é com ela e não com você, provavelmente está falando a verdade. Você não pode fazer qualquer uma ter um orgasmo; pode somente dar-lhe o tipo de prazer que ela diz desejar. Na verdade, se ela sente que você está dependendo dela para ter um orgasmo, pode se sentir tão pressionada que não será capaz de relaxar o bastante para ter um. Se ela finge, normalmente significa que deseja que você saiba que a está satisfazendo.

Seria muito melhor se ambos deixassem as expectativas fora do quarto. Se isto lhes der uma sensação de solidão, convidem o espírito da aventura para um "trio" e deixem que ele os relaxe o bastante para permitir que a energia sexual do momento os leve a lugares onde nunca estiveram.

Idéia Falsa 3: É obrigação de meu parceiro dar-me um orgasmo ou "Ele tem o dever de saber sobre sexo; eu sou uma 'garota direita'".

Todos são responsáveis pelo próprio orgasmo. Ponto final. Se o problema é falta de aprendizado, as séries de exercícios neste livro podem ajudar. Se a ausência de orgasmo significa um problema de relacionamento, o aconselhamento conjugal pode chegar à raiz do problema. Se você suspeita que um problema sexual pode ser biológico, fale com seu médico. Muitos medicamentos causam inibição sexual. Se você é uma mulher experimentando uma total falta de desejo e está tomando pílulas anticoncepcionais, fale com seu médico; a diminuição da libido é um efeito colateral comum. Ou, se você não estiver tomando pílulas, pense em procurar um endocrinologista, que conhece os problemas com os hormônios e como tratá-los.

Idéia Falsa 4: Se ela (ele) não tem um orgasmo (ereção), ela (ele) não me ama ou "Não sou uma pessoa importante e digna se ninguém faz com que eu me sinta segura(o); sou incapaz ou não estou disposta(o) a afirmar-me".

Vocês são um casal, mas também são duas pessoas com necessidades e desejos individuais. Se você precisa que seu parceiro tenha um determinado desempenho ou deseja exatamente as mesmas coisas que ele, seu senso de eu está numa base instável. Isso sem dúvida também causará problemas em outras áreas de seu relacionamento.

Todo mundo ocasionalmente se sente inseguro. Todos precisamos de uma afirmação amorosa de nossos parceiros. Mas quando você não está se esforçando para desenvolver sua própria auto-estima, sua necessidade pode tornar-se tão grande que esmaga seu(sua) parceiro(a). A triste verdade é que, se exigir de seu parceiro o que você não dá a si mesma, finalmente afastará essa pessoa. Se você for honesta(o) com a pessoa amada e permitir-se ser vulnerável o suficiente para admitir seus medos ou inseguranças, vocês se sentirão mais unidos e terão o amor e o apoio que anseiam.

Há um mundo de diferença entre exigir (ou manipular para) que alguém lhe dê algo que deseja e pedir com uma atitude de genuína honestidade e vulnerabilidade. Isso gera empatia por parte do outro, que abaixa a guarda e o recebe ternamente em vez de com ressentimento. É somente revelando seu verdadeiro eu — com dúvidas e medos — que a intimidade pode tornar-se mais profunda.

Um bom meio de começar a desenvolver sua auto-estima é ler o livro de John Pollard, *Self-Parenting: The Complete Guide to Your Inner Conversations*. Nós o recomendamos com ênfase a nossos clientes. Ajudará a substituir quaisquer mensagens negativas que tenha dado a si mesmo por outras positivas e auto-afirmativas.

Os exercícios dos capítulos a seguir destinam-se a seus sentimentos de competência e autovalorização e proporcionarão muitas oportunidades para estar fisicamente próximo e sentir-se amado. Os homens, especialmente, se abrem emocional e mentalmente com muito mais facilidade quando se sentem sexualmente envolvidos.

A exploração auto-amorosa das atitudes mentais que você leva para a cama, junto com a repetição diária dos exercícios do músculo PC e dos bons cuidados globais, estabelecerão as bases para o prazer sem limites. Então, para ir da base da sensibilidade erótica às alturas do prazer sexual, simplesmente sinta sua própria disposição através dos capítulos de desenvolvimento de habilidade que se seguem!

Auto-Afirmação

Sentir-se bem consigo mesmo o torna irresistível aos outros. É um verdadeiro presente desfrutar do amor de outra pessoa que o ama pelo que você é, e não pelo que pode dar. No entanto, é difícil dar este tipo de amor, a menos que você incondicionalmente se aceite. E, francamente, poucos de nós aprenderam a ser assim na infância. A maioria de nós recebe mensagens confusas; agora que crescemos, continuamos a nos intimidar.

Bem, um dos nossos adesivos favoritos diz que nunca é demasiado tarde para ter uma boa infância. O livro de John Pollard, *Self-Parenting: The Complete Guide to Your Inner Conversations*, que já mencionamos, pode ser de grande ajuda neste caso. Para ver se você pode se beneficiar das técnicas de Pollard, pare por um minuto e preste atenção nas coisas que diz a si mesmo. São críticas ou positivas? Se são autonegativas, você pode mudá-las. Vamos supor que se descubra dizendo algo a seu parceiro que faz com que você mesmo se encolha depois que aquilo saiu de sua boca. Talvez tenha pensado: "Cara, como você é estúpido! Que coisa mais idiota para se dizer. Ele (ou ela) vai achar que você é (estúpido), (insensível), (odioso)." Em vez disso, é muito mais saudável perdoar-se por errar e dizer para si mesmo: "Saberei como fazer melhor da próxima vez. Tudo bem se cometer um erro. Ainda sou uma boa pessoa."

O livro de Pollard aprofunda isso. Por agora, aqui estão algumas afirmações para tentar repetir a si mesmo várias vezes.

> "Sou uma pessoa honrada. Faço o melhor que posso para ser honesto e autêntico na vida."

> "Faço o melhor que posso em qualquer tarefa que tento. Se não sou bem-sucedido, posso continuar trabalhando até me satisfazer."

> "Sou único neste mundo. Vivo minha vida em paz e deixo os outros fazerem o mesmo."

Capítulo 5

Prazer — Melhorando o Controle: Um Programa para Homens

> Não são os homens em minha vida que importa — é a vida nos meus homens.
>
> — Mae West, em *I'm No Angel*

Como se tornar tão sexualmente sincronizado como um casal, de modo que o orgasmo simultâneo esteja à disposição sempre que desejarem? Começa com ambos compreendendo intimamente as nuances de sua própria sexualidade e "empurrando" os limites atuais para o máximo de seu potencial. Também requer que os dois trabalhem juntos, paciente e amorosamente todo o tempo, para ajudar um ao outro a mapear essas nuances.

As séries de exercícios graduais para homens neste capítulo e os exercícios correspondentes para as mulheres no Capítulo 6 destinam-se expressamente a esse objetivo. Estabelecendo um tempo e comprometendo-se a fazer os exercícios individualmente e em parceria, ambos desenvolverão a façanha de alcançar juntos o orgasmo sempre que desejarem e aumentarão o prazer em qualquer encontro fisicamente íntimo. Se a confiança sexual sempre foi um problema para você, verá que essa questão desaparecerá à medida que trabalha com este programa. Você pode até mesmo ficar admirado com a força orgástica poderosa e natural e sua própria habilidade para dominá-la.

Homens, este capítulo foi escrito especialmente para vocês. Incentivo-os a ler o capítulo junto com sua parceira. Se ambos trabalharem os exercícios individuais ao mesmo tempo, estarão preparados (e excitados!) para os exercícios mútuos que virão depois.

Antes de começar cada sessão de exercício, recupere seus sentidos com uma das técnicas de relaxamento explicadas no Capítulo 4. Se um de vocês se sentir tenso antes do exercício, faça uma carícia de foco sensório (descrita no Capítulo 3).

O Programa Comprovado Que Aumentará Seu Poder de Permanência

Tudo certo, rapazes, aqui vão as boas notícias! O programa delineado nestas páginas aumentará seu poder de permanência e sua confiança sexual mais que qualquer outro que conheço. Melhor ainda, cada fase deste programa expandirá sua capacidade para o prazer. Anita e eu não somos admiradores de coito interrompido, creme entorpecente, distração-pense-em-algo, escolas de controle da ejaculação. Acreditamos que o que importa é o prazer. Quando você concluir este programa, será capaz de "resistir" quanto desejar, não importa o que sua parceira faça ou quão selvagemente fora de controle ela fique. Você também descobrirá que aquele clímax simultâneo, à vontade, se tornará uma extensão natural da intimidade que ambos desenvolverão à medida que praticarem estes exercícios. Melhor ainda, se estiverem altamente motivados e programarem muitas sessões por semana, sentirão resultados fabulosos em breves seis semanas.

Há somente uma coisa: Você realmente tem que fazer estes exercícios, e na ordem em que forem dados. Sei que a vida é agitada e haverá tentações para fugir deles. Domine esse impulso. Se persistir, você terá muitas outras maravilhosas tentações para buscar. Adote a atitude de que está em treinamento, como um atleta. Seu objetivo? Alcançar aqueles limites máximos de sua capacidade sexual. Diferente dos outros esportes, este treinamento o fará sentir-se bem em cada passo do caminho. Desenvolvemos estes exercícios em nossa clínica porque estávamos bem cientes da ineficácia de outras técnicas desagradáveis.

Você pode considerar repetitivos certos aspectos dos exercícios. Isso é bom. Com a repetição você ensina seu corpo a fazer do controle da ejaculação um hábito.

Como Comparar

A simples menção de ejaculação precoce causa muito medo — e duas questões: "Afinal de contas, quanto tempo o homem consegue resistir?" e "Sou normal?"

O melhor que tenho a dizer — pelas numerosas pesquisas que revimos — é que o tempo de permanência, em média, da maioria dos homens é por volta de sete minutos na relação sexual. O que é bom, porque se uma mulher vai alcançar o orgasmo durante a relação sexual, ela o fará normalmente em sete minutos. (Saiba que muitas mulheres não conseguem alcançar o orgasmo durante a relação sexual, assim não pense que talvez a tenha levado até lá se "resistiu" durante muito tempo.) À luz dos números, a definição de Masters e Johnson de que "Um homem tem ejaculação prematura se sua parceira não conseguir alcançar o orgasmo em mais que 50% das vezes" é absurda.

Ainda que possa não parecer muito, o tempo de sete minutos mostra um progresso para o homem. Quando o pessoal do Kinsey estudou o poder de permanência há cinqüenta anos, suas descobertas indicaram que a média do homem era em torno de três minutos na relação sexual antes da ejaculação. Por que somente três minutos? Os vestígios evolucionários da seleção natural poderiam ser a razão. A ejaculação rápida em certa época conferiu uma vantagem evolucionária: quanto mais tempo o homem primitivo ficasse em um local, com seus flancos expostos, mais possibilidade teria de ser pego por um animal ou um predador humano. Evolução à parte, a ejaculação rápida está culturalmente consolidada em nós. A maioria dos rapazes sente-se pressionada a terminar rapidamente quando se masturbando, para que não sejam pegos.

Felizmente, hábitos podem ser mudados. Se a habilidade de um homem para experimentar o prazer sexual sustentado fosse expressa em termos de uma parábola, o resultado de três-minutos-até-a-ejaculação estaria na porção inferior da curva. Os homens que realmente dominaram o controle podem "resistir" por uma hora ou mais durante a relação sexual. Entretanto, isso pode não ser tão desejável quanto parece. Nem todas as mulheres gostam de uma relação sexual prolongada. O único meio de saber o que sua amada gosta é perguntando a ela. (Fazer com que mostre é ainda melhor!)

Eis outros fatos diversos que talvez considere úteis, se não diretamente encorajadores:

> Na média, homens mais jovens tendem a ejacular mais rapidamente que homens mais velhos. A resposta ejaculatória diminui com a idade, o que significa que possivelmente você tem mais controle ejaculatório entre os trinta e cinco ou quarenta anos de idade do que quando adolescente ou com vinte e poucos.

> O nível de atividade sexual pode afetar o controle ejaculatório. Se sua libido ultrapassar a oportunidade, a ejaculação rápida é comum.

> Se você tem um grande impulso sexual, é normal ejacular antes que o habitual na primeira vez em que estiver com uma nova parceira.

> É normal ejacular mais rapidamente na relação sexual do que com estímulo manual ou sexo oral.

À medida que você prossegue com os exercícios que se seguem, torna-se consciente do que (quer fisicamente ou mentalmente, sozinho ou com sua parceira) finalmente o leva ao limiar do clímax. É possível que venha a necessitar destes *gatilhos* para ajudá-lo a alcançar o clímax no momento em que deseja um orgasmo simultâneo com sua parceira. Você deve conhecer seus próprios gatilhos porque, uma vez obtido o máximo controle da ejaculação e após uma longa permanência, seu pênis se tornará um pouco insensibilizado e a urgência psicológica para ejacular diminuirá. Os gatilhos podem ser úteis se você se encontrar na situação incomum de desejar chegar ao orgasmo em vez de adiá-lo. (O conceito e o uso dos gatilhos são discutidos mais detalhadamente no Capítulo 8.)

Pronto, em Posição... Respire

O controle efetivo da ejaculação com intensificação do prazer requer três elementos básicos. Manter-se relaxado é um deles. Tornar-se intimamente ciente de quanto você está excitado é outro. Saber como usar o músculo PC é o terceiro. Se você já faz os exercícios dos músculos pélvicos e PC todos os dias, como explicado no Capítulo 4, está pronto para começar. Se não, comece-os primeiro.

Quando fizer aqueles exercícios básicos, lembre-se de não prender a respiração nem manter os músculos tensos. Caso sinta dificuldade, pratique a respiração profunda antes de cada exercício e sempre que pensar a respeito. Sem relaxamento e controle da respiração, não lhe será fácil desenvolver o poder de permanência e você não se beneficiará com os exercícios. Nos exercícios mais avançados você realmente usará o controle da respiração como técnica para diminuir ou aumentar sua excitação.

A técnica do toque de foco sensório delineada neste livro ajuda a promover o relaxamento e a consciência da excitação concentrando sua mente nas sensações. É por isso que usamos a carícia genital do foco sensório como base para os exercícios futuros. Você precisará dispor de vinte minutos de tempo para esta carícia.

♀ Exercício ♂
A Carícia Genital Básica

O propósito deste exercício é descobrir seus sentidos táteis e sua receptividade para o prazer sensual. Pense nesta carícia não como masturbação, mas como um novo modo de tocar-se.

Antes de Começar Escolha uma hora e um local onde possa ficar sem ser perturbado por vinte minutos. Se for casado e tiver filhos, peça à sua esposa para assegurar sua privacidade. Se estiver sozinho, desligue o telefone, o rádio e tudo que poderia perturbá-lo. Certifique-se de que o cômodo está quente e confortável e tenha à mão um bom lubrificante, como óleo de massagem ou óleo de bebê.

Comece deitando-se na cama ou sentando-se confortavelmente numa cadeira. Se precisar ativar seu estímulo, não há problema em folhear uma revista erótica ou assistir a um vídeo erótico. Seja paciente consigo mesmo. Como isto é novidade, talvez sinta um certo constrangimento ao começar.

O Exercício

1. Comece com várias respirações abdominais: Coloque uma das mãos estendida sobre o peito e a outra no abdômen. Respire profundamente, de forma que cada inspiração e expiração leve diversos segundos. Inale e exale num processo contínuo.

2. Pegue o lubrificante, aqueça-o nas mãos e, lenta e sensualmente, passe na parte interna das coxas, no escroto e em todas as partes de seu pênis, incluindo a glande e o corpo. Não faça um movimento de masturbação forte e rápido nem se concentre numa área em particular.

3. À medida que se toca, concentre-se no que sente em cada área.

4. Concentre-se em como suas mãos se sentem ao passar em seu corpo.

5. Não deixe que nada o distraia. Se sua mente começar a pensar em alguma coisa diferente, traga-a de volta para o ponto de contato entre sua mão e seu corpo. Não importa se você ficar distraído cinqüenta vezes; cada vez que isto ocorrer, retorne à área que está tocando. Mantenha seus pensamentos no aqui e agora — não pense no passado ou no futuro.

6. Enquanto se acaricia mantenha seus músculos, especialmente o PC, tão relaxados quanto possível. Sinta como o relaxamento aumenta seu prazer e lhe dá uma sensação de controle. Sinta o calmo poder da energia que flui através de seus músculos relaxados.

7. Se sentir que vinte minutos é um tempo longo e ficar entediado, tente diminuir a velocidade de seu toque à metade. Preste atenção na temperatura de sua pele, na textura, no declive de suas coxas, na curva de seu pênis.

8. Se ficar excitado, respire profundamente e desfrute das sensações. Não importa se conseguiu ou não uma ereção ou chegou ao ponto da inevitabilidade. Se sentir que vai ejacular no final da sessão, vá em frente. Se não, respire profundamente algumas vezes e descanse por um minuto.

Depois do Exercício Pergunte-se: "Por quanto tempo fui capaz de me concentrar e quanto tempo pensei em outras coisas?" Repita este exercício a cada dois ou três dias até que consiga relaxar e concentrar-se durante pelo menos 50% do tempo. Então vá para o próximo exercício, Sintonizando-se com Sua Excitação, na próxima sessão.

Desenvolvendo a Consciência do Estímulo

Você provavelmente está pensando: "Espere um minuto. Eu sei quando estou excitado. Para que preciso deste exercício?" Até certo ponto você está certo. Mas é um conhecimento consciente ou uma avaliação correta e precisa? Você pode se concentrar em qualquer momento e dizer exatamente o quão próximo está do grande clímax? Pode elevar-se e descer rapidamente entre os pontos culminantes da excitação como uma águia magnífica cruzando as correntes de ar? O grau de consciência de que estou falando é tão bem aguçado que você pode confiar nele. Quanto maior a precisão, maiores as possibilidades de controle. (Aqui a prática também entra em jogo.)

Quando falamos sobre excitação, uma das primeiras coisas que precisa perceber é que você não pode equiparar como está duro com quanto está excitado. Você pode ter uma grande ereção mas não estar nem perto do ponto da inevitabilidade. Por outro lado, você pode ter uma leve ereção e se sentir muito excitado, prestes a ter poderosos orgasmos. Ereção é a medida do fluxo sanguíneo no pênis; estímulo é seu estado de excitação sexual. Eles nem sempre se equivalem.

Vamos primeiro nos concentrar no nível de excitação. O melhor meio que conheço para diferenciar seu nível é comparar seu estímulo contínuo a algum tipo de escala. Você pode imaginá-lo, digamos, como um termômetro com o mercúrio subindo à medida que esquenta até chegar ao topo. Qualquer que seja sua analogia, dê à sua escala níveis de 1 a 10. 1 é igual a nenhum estímulo e 10 é ejaculação e orgasmo. Um 2 ou 3 refere-se a pontadas de estímulo que ocorrem quando o sangue começa a fluir pelo pênis. Um 4 indica um nível estável e baixo de excitação. Um 5 ou 6 é uma excitação média. Quando chega a 7 ou 8, você provavelmente sente seu coração bater mais forte e sua face corar e talvez esteja sentindo uma leve dificuldade para respirar ou começando a suar. Um 9 é o ponto exatamente antes da ejaculação e um 10 é a magnífica explosão.

Quando começa a desenvolver a consciência da excitação, 1 e 10 não serão difíceis de identificar, mas você pode ter menos certeza dos pontos intermediários. Com a prática, aprenderá a reconhecer e apreciar com mais facilidade os tons de excitação e poderá desfrutar da antecipação e desenvolvimento erótico à vontade.

♀ Exercício ♂
Sintonizando-se com Sua Excitação

Antes de começar, assegure-se de seu espaço e tempo privados. Respire profundamente algumas vezes para relaxar.

1. Comece com a carícia genital básica, como antes. Lembre-se de respirar longa, profunda e lentamente à medida que fica excitado.

2. Depois de uns poucos minutos de carícia, pare e avalie seu nível de excitação de acordo com a escala. Está no nível 2, 5, 3?

3. Recomece a carícia e pare novamente depois de mais alguns minutos. Seu nível de excitação está mais alto, mais baixo ou o mesmo de antes?

4. Continue acariciando, parando e avaliando sua excitação por mais quinze minutos mais ou menos.

5. Observe como todos os seus sentidos estão focalizados, sintonizados com você e sua sexualidade. Você se sente relaxado, energizado, potente e poderoso?

6. Se desejar, termine o exercício com um orgasmo, mas não pense que isto é necessário. O objetivo do exercício é começar a desenvolver a consciência da excitação, não estimular-se até o orgasmo. O orgasmo é simplesmente uma escolha, como será em cada exercício subseqüente.

Depois de fazer o exercício Sintonizando-se com Sua Excitação uma vez, tente a versão seguinte da "contração" manual.

♀ Exercício ♂
A "Contração" da Excitação Consciente

Disponha de trinta minutos e garanta um lugar privado. Respire profundamente para relaxar-se.

1. Comece com a carícia genital básica. Lembre-se de respirar longa e profundamente.

2. Depois de alguns minutos de concentração nas sensações, pare quando sua excitação chegar ao nível 7, ou depois de dez minutos.

3. Desta vez, quando parar para avaliar seu nível de excitação, suavemente aperte a glande de seu pênis, sob o sulco que separa a glande do corpo (glande da coroa), usando o polegar e dois dedos.

4. Continue acariciando, parando, avaliando sua excitação e apertando por mais uns quinze minutos.

Repita este exercício por alguns dias, com e sem a "contração" manual, até conseguir fazer a carícia por quinze ou vinte minutos e reconhecer todos os níveis de excitação entre 1 e 10. Talvez precise de duas ou três sessões diferentes. Quando sentir-se confortável com este exercício, está pronto para o próximo passo: o pico.

O Pico: Escalando as Alturas, Provocando a Descida

O melhor meio que conheço para assumir rapidamente o controle da ejaculação é aprender a atingir níveis elevados de excitação e então, conscientemente, diminuí-los. É mais ou menos como estar numa montanha-russa, mas nesse caso você é a pessoa que passeia e, ao mesmo tempo, a que está nos controles. Na linguagem da terapia sexual, chamamos esta prática de "pico". Em vez de ir direto ao topo e despencar pela beira, o pico lhe permite prolongar o tempo entre o início da excitação e a ejaculação, assim você experimenta diversas impressões de aumento de excitação. O pico armazena carga sexual e induz orgasmos mais profundos e intensos.

Mais adiante, neste programa, você aprenderá como ampliar estes picos de prazer, transformando-os em platôs mais extensos, prolongando-os até estar pleno de expectativas e pronto para a libertação total.

♀ Exercício ♂
Aprendendo a Chegar ao Pico

Assegure-se de não ser perturbado durante trinta minutos e de dispor de um espaço privado. Se não estiver relaxado, respire profundamente algumas vezes.

1. Comece com uma carícia genital básica. (Se achar que óleo de massagem ou outros lubrificantes não são satisfatórios, ou se desejar experimentar algo diferente, tente usar a parte interna de uma casca de banana. Não ria, estou falando sério. Clientes que experimentaram isso adoraram. O interior cremoso produz uma sensação surpreendentemente parecida com uma vagina. O que tem a fazer é usar a casca como um estojo, segurando-a em volta do seu pênis. Tente brincar um pouco assim e veja o que funciona para você.)

2. Lentamente toque seus órgãos genitais, usando o toque do foco sensório. Preste muita atenção em sua sensações, expulsando suas fantasias ou preocupações da cabeça.

3. Quando chegar ao nível de excitação 3, pare com os toques e deixe a excitação baixar até o nível 1.

4. Comece novamente e continue até o nível 4 ou 5. Então pare, respire profundamente e permita que a excitação baixe dois níveis, de volta ao nível 3.

5. Para auxiliá-lo a diminuir a excitação entre picos, você também pode desviar o sangue dos genitais, batendo lentamente em suas coxas.

6. Continue o exercício atingindo, de cada vez, picos mais e mais elevados. Talvez somente consiga níveis mais baixos das primeiras vezes que fizer este exercício, mas tente alcançar níveis 6, 7, 8 ou mesmo 9, se puder.

7. Cada pico deve levar de três a cinco minutos, assim você deve ser capaz de encaixar de quatro a seis picos numa carícia de quinze a vinte minutos. Somente lembre-se de permanecer concentrado e acariciar tão lenta e sensualmente quanto puder. Não se esqueça de respirar profundamente quando alcançar cada pico.

Repita este exercício a cada um ou dois dias até conseguir alcançar o pico nos níveis 8 ou 9.

Deixando Sua Amante Ajudar

Depois de praticar o pico e sentir-se confiante em suas habilidades de estímulo, vamos aumentar um pouco as dificuldades. Peça à sua amante para acompanhá-lo numa sessão prática. Quando desenvolvem juntos a consciência da excitação, sincronizam-se melhor um com o outro e, em conseqüência, aproximam-se muito mais do orgasmo simultâneo. O trabalho a dois é importante para ambos, já que sua parceira também necessita de prática em modular a própria excitação.

Antes de começarem o jogo da experimentação mútua, revejam os princípios do foco sensório (no Capítulo 3). Em seguida conversem sobre as metas individuais de cada sessão. Prometam lembrar um ao outro, no início, que seus objetivos são brincar, divertir-se e aumentar o prazer a dois. Mantenham um "clima" de animação e alegria erótica quando fizerem os exercícios. Riam juntos quando as coisas não saírem do modo como imaginaram. Sejam pacientes consigo mesmos e com o outro.

Há muitos meios de abordar exercícios em parceria. Se sua amante estiver trabalhando o capítulo seguinte e pronta para começar os exercícios em parceria, marque encontros para experimentarem um exercício cada um no transcurso de uma ou duas horas. Tente primeiro o seu exercício e, logo depois, a parceira faz o dela num tempo equivalente. É melhor fazer o seu primeiro, assim você pode observar seu nível de excitação desde o zero.

Se sua parceira não estiver trabalhando este programa ou ainda não se sentir preparada para os exercícios em parceria, comece cada sessão agradando-a com as carícias de foco sensório. Se a ejaculação prematura é um problema crônico para você, esta partilha inicial de carícias eliminará quaisquer sensações de pressão quanto ao desempenho.

♀ Exercício ♂
Consciência da Excitação Básica a Dois

Depois de garantir seu horário privado, respirem juntos profundamente ou dispam um ao outro bem devagar.

1. Faça em sua parceira a carícia do foco sensório para deixá-la relaxada. Evite fazer a carícia genital. Toque-a lenta e levemente, concentrando-se na textura suave de sua pele e nas curvas de seu corpo. Faça isto por uns vinte minutos mais ou menos.

2. Invertam os papéis e deixe que sua parceira o acaricie. Deite-se de bruços enquanto ela acaricia suas costas. Ela deve acariciar lentamente e para seu próprio prazer. Se estiver fazendo algo que não lhe agrade, diga-lhe; caso contrário, simplesmente relaxe e aprecie ser tocado.

3. Observe se contrai algum músculo quando estiver ficando excitado e peça à sua parceira que lhe avise se perceber alguma tensão. Tente, conscientemente, afrouxar e relaxar tão profundamente quanto possível.

4. Depois de dez minutos, deite-se de costas e permita que sua parceira comece uma carícia frontal, descendo lentamente pelo seu corpo até seus órgãos genitais.

5. Enquanto o toca e acaricia, ela deve parar após alguns minutos e perguntar: "Quanto você está excitado?" Sintonize-se consigo mesmo, diga-lhe seu nível de excitação e deixe-a começar a carícia novamente.

6. Continue desta forma por cerca de quinze minutos. Lembre-se de manter seu músculo PC inteiramente relaxado.

7. Ao cabo de quinze ou vinte minutos, pode pedir à sua parceira que o ajude a ir até o limiar, se quiser. Se não, aninhe-se nela e respirem juntos profundamente por alguns minutos. Manter um contato afetuoso à medida que se acalmam contribui para afirmar o relacionamento.

Quando fizer este exercício, tenha em mente que embora esteja em companhia de sua parceira, não há necessidade de se exibir ou alcançar determinado nível de excitação. Sinta-se tão à vontade com ela como se estivesse sozinho. O objetivo do foco sensório é ajudá-lo a desenvolver uma consciência sem tensão.

Sua parceira pode acariciá-lo com os dedos, as palmas das mãos ou até mesmo com a boca, se você for capaz de aceitar tanto estímulo sem a necessidade de ejacular. Na verdade, se ela se sente à vontade com sexo oral, repita este exercício até conseguir suportar ao menos quinze minutos de jogo oral apaixonado antes de ser impelido além do limite. Caso se lembre de manter-se concentrado em suas sensações, respire profundamente quando se sentir excitado, mantendo todos os músculos relaxados, assim será muito mais fácil "resistir". Além disso, talvez se sinta mais incentivado a não resistir!

♀ Exercício ♂
Começar e Parar: Chegando ao Pico com a Parceira

Façam o que for necessário para que possam dispor de pelo menos uma hora sem interrupções. Façam o que quiserem para que se estabeleça uma amorosa disposição de ânimo. Para alguns casais, isto significa velas e incenso; para outros, uma corrida juntos, retornando suados e excitados.

Decidam quem começará. No caso de primeiro as damas, deixe sua parceira explicar o que deseja durante a meia hora que lhe cabe. Na sua vez, diga que você deseja jogar um jogo chamado Sinal Vermelho, Sinal Verde: ela faz o que quiser para excitá-lo (contanto que não seja desagradável), mas no minuto em que você disser para parar, ela deve obedecer — e não pode começar de novo até você autorizar.

1. A parceira começa com uma carícia nas costas, em seguida você se vira e ela acaricia seu peito, seus braços e seu ventre. Ela também poderia usar a boca e dar leves e rápidos toques com os lábios e a língua (ou "beijos de borboleta") onde desejar. Deixe que seja criativa, enquanto você se concentra no que está sentindo. Observe particularmente o que sente em seu pênis, não importa que parte de seu corpo esteja sendo tocada.

2. Quando você chegar ao nível de estímulo 3, diga "Sinal Vermelho". Em seguida respire profundamente. Aguarde até que seu estímulo caia dois níveis antes de liberar o "Sinal Verde" e ela começar novamente.

3. Desta vez, permita-se alcançar o nível 5. Sua parceira deve parar novamente e esperar até seu estímulo abaixar dois níveis.

4. Continue assim, alcançando os picos nos níveis 6, depois 7, 8 e 9. Cada pico, com suas fases de subida e descida, deve levar de três a cinco minutos. A carícia precisa ser suficientemente lenta para que os picos tenham esta duração. Ela pode ajustar sua velocidade de forma que o tempo de um pico seja curto, o seguinte maior e assim por diante.

5. Depois de quinze a vinte minutos disso, você provavelmente desejará ejacular. Se o fizer, concentre-se nas sensações e em quanto se intensificaram desde que você começou esses exercícios.

Repita esse exercício nas próximas sessões, até ser capaz de percorrer todo o caminho de ciclos de resposta de excitação, do nível 1 ao 9, num período de vinte minutos.

• • •

Não foi uma pausa bem-vinda na prática individual? Reflita por uns minutos sobre o que aconteceu quando você esteve com sua parceira pela primeira vez. Foi mais difícil manter-se concentrado em sua excitação? Demorou mais para diminuí-la? O começo da sua excitação foi mais difícil? Não julgue, apenas observe. Há algo que você gostaria de tentar de maneira diferente da próxima vez?

O Poder do PC
(E Eu Não Quero Dizer "Politicamente Correto"!)

A próxima parte deste programa requer que você volte um pouco à prática individual. Mais tarde, quando se tornar perito no assunto, convidará sua parceira para outra sessão prática. Seja bastante cuidadoso com estes próximos quatro exercícios. Eles lhe ensinarão a nobre arte de empregar o músculo PC, um pequeno músculo com enorme importância.

O PC é o músculo que espasma quando você ejacula. Quando seu corpo recebe determinado nível de estímulo, é desencadeado um reflexo no músculo PC. Ele espasma e faz o sêmen ser ejetado do pênis. Nesta ocasião, a resposta do músculo PC é involuntária. No entanto, se você contraí-lo voluntariamente quando alcança certos níveis de estímulo, ele age como freios num carro e a excitação diminui. Você tem que contrair o músculo de determinada forma e num certo momento, ou não funcionará.

Os exercícios seguintes o ajudarão a tornar-se perito em contrair o PC, assim você poderá usar esta habilidade apropriadamente, mesmo durante uma apaixonada relação sexual, para interromper o espasmo que leva à ejaculação e prolongar o prazer.

Qual o melhor meio de contrair o músculo? Há três formas básicas e todo homem deveria tentá-las todas, até achar a que melhor funciona para ele. Uma das maneiras é a contração longa e intensa, segurando por vários segundos. Outra, que parece funcionar para a maioria dos homens, é fazer duas ou três contrações médias. A terceira maneira é fazer contrações rápidas e leves em seqüência.

Há outras coisas que você deve saber sobre o músculo PC. Na primeira vez que fizer a contração, talvez ocorra o disparo de uma ejaculação. Neste caso, não se preocupe; não vai acontecer novamente. Espere um pouco, comece o exercício novamente e tudo ficará bem. A contração do músculo PC também pode afetar sua ereção: ele tem que estar relaxado para o sangue fluir para o pênis e deixá-lo rígido. Se continuar a comprimi-lo quando no curso de uma ereção, esta diminuirá. Quando fizer os exercícios que se seguem, use-a como orientação para melhor aprender a contrair seu músculo PC. Se alcançar um pico e então fizer uma contração, tente fazê-la apenas o suficiente para diminuir a excitação sem afetar a ereção. Com a prática isso se tornará muito mais fácil do que parece.

♀ Exercício ♂
Alcançando Sozinho o Pico com o Músculo PC

Neste exercício, você tentará diversos meios de usar a contração do músculo PC para ver como afetam sua excitação e aumentam seu poder de permanência.

Durante alguns minutos relaxe, limpe sua mente e melhore sua disposição de espírito com o foco sensório. Você começará com sua velha amiga, a carícia genital, então use um lubrificante que não esfrie e com o qual se sinta bem.

1. Comece uma carícia genital. Lentamente acaricie seu pênis e a área genital, prestando muita atenção ao que sente.

2. Quando alcançar o nível de excitação 4, pare de se acariciar, respire profundamente e faça uma ou duas contrações médias em seu músculo PC, exatamente como faz quando o exercita todos os dias.

3. Esta contração deve ajudar a diminuir seu nível de excitação. Deixe-o baixar até o nível 2.

4. Comece a carícia novamente e deixe seu nível de excitação chegar a 5. Desta vez, quando interromper a estimulação, respire profundamente e faça contrações rápidas e bem distintas uma da outra.

5. Deixe seu nível de excitação diminuir até o nível 3.

6. Recomece a se acariciar e, desta vez, vá até o nível 6 ou 7. Quando chegar lá, pare o estímulo, respire profundamente e faça uma contração realmente forte. Segure por cinco segundos.

7. Continue com o ciclo de acariciar-parar-contrair à medida que alcança níveis 7, 8 e 9.

Em sessões futuras você pode, se desejar, repetir alguns destes níveis e tentar tipos diferentes de contração em cada um. Isto seria de grande ajuda para descobrir qual método funciona melhor para você. Pergunte-se: "O que é mais confortável? Qual é mais fácil? Qual parece ser mais natural? Qual ajuda a diminuir com mais rapidez a minha excitação sem afetar minha ereção?"

Quando descobrir seu método preferido de contração do PC, trabalhe para aperfeiçoá-lo!

Os próximos três exercícios oferecem importantes variações quanto ao uso do músculo PC e cada um o ajudará a aprimorar seu controle.

♀ Exercício ♂
Alcançando o Pico a Seu Modo com o Músculo PC

Antes de começar, certifique-se de seu lugar e tempo privados. Respire profundamente para relaxar e concentre-se.

1. Inicie uma carícia genital. Faça um dos exercícios anteriores de alcançar o pico sozinho por cerca de vinte minutos.

2. Alcance níveis de excitação 4, 5, 6, 7, 8 e 9 como antes mas, desta vez, em cada pico, use seu método preferido. Se você gosta, digamos, do tipo médio de contração, quando chegar a cada pico, pare a estimulação, respire profundamente e faça duas ou três contrações médias.

3. Em cada pico, permita que sua excitação diminua alguns níveis antes de recomeçar as carícias.

4. À medida que sua excitação aumenta, continue alcançando picos mais e mais altos, até alcançar a ardente intensidade do nível 9.

♀ Exercício ♂
Subindo Cada Vez Mais Alto com Seu "Freio" PC

Este exercício é muito parecido com o anterior, com uma diferença: você pula alguns níveis mais baixos, desse modo pode repetir picos naqueles níveis mais elevados. Por exemplo, pode alcançar o nível de excitação 4, em seguida 6, depois 8, e então flutuar entre o 8 e 9.

Antes de começar, assegure-se de seu lugar e tempo privados. Respire profundamente para relaxar e concentrar-se.

Prazer — Melhorando o Controle

1. Comece uma carícia genital. Faça um dos exercícios anteriores de alcançar sozinho o pico por cerca de vinte minutos.

2. Repita vários picos no nível 8, usando novamente a contração do músculo PC para diminuir sua excitação.

3. Alcance o nível 9, em seguida tente outra contração.

4. Se ejacular em vez de diminuir seu estímulo, tudo bem — o controle no nível 9 virá com a prática deste exercício.

Mantendo-o Elevado enquanto Você Estiver Descendo Com esta variação, você obterá mais controle. Até agora, em cada exercício você interrompeu completamente a estimulação em cada pico, assim sua excitação não poderia aumentar. Neste exercício, quando alcançar cada pico, você continuará a se excitar, mas usará as contrações do PC para controlar o nível de excitação. Isto irá ajudá-lo a dominar uma técnica de controle, independente do que sua parceira faça.

Antes de começar, assegure-se de seu espaço e tempo privados. Respire profundamente algumas vezes para relaxar e concentrar-se.

1. Comece com a carícia genital básica.

2. Quando alcançar o nível de excitação 4, continue a acariciar-se, respire profundamente e contraia seu PC da forma que melhor funciona para você. Observe que esta contração fará seu nível de excitação permanecer o mesmo ou diminuir um pouco.

3. Diminua o ritmo da carícia e deixe a excitação diminuir para o nível 2.

4. Aumente o ritmo da carícia e, desta vez, chegue ao nível 6.

5. Quando alcançar o nível 6, continue acariciando-se, respire profundamente e contraia seu músculo PC. Observe que mesmo que continue a se estimular, ao contrair seu músculo PC o nível de excitação não aumenta.

6. Continue, alcançando do mesmo modo picos de níveis 7, 8 e 9, se puder. Caso contrário, alcance vários picos de níveis 7 ou 8.

Tentando a Contração do PC com Sua Contração Principal

Quando estiver satisfeito com a técnica de contração do PC, convide novamente sua parceira para mais algumas sessões sexuais práticas. Mais uma vez, planeje sessões de uma hora ou mais, de forma que cada um de vocês disponha de meia hora para dedicar-se aos seus próprios exercícios.

♀ Exercício ♂
Alcançando o Pico com a Parceira: Parte Dois

Quando for a sua vez de trabalhar num exercício, pergunte à sua parceira se ela está pronta para jogar Sinal Vermelho, Sinal Verde, parte dois. Como antes, ela deve ter o papel ativo de tocar ou lamber e, à medida que sua excitação aumenta, você avisará quando chegar a cada nível. Quando você pedir, ela deve parar de acariciá-lo — e somente pode recomeçar quando você autorizar.

1. Deite-se de costas e relaxe conscientemente todos os seus músculos.

2. Sua parceira começa uma carícia de foco sensório em seu peito, descendo até seus órgãos genitais. Ela pode ser criativa — tocando com suas mãos, seus dedos, seu cabelo, lábios ou língua.

3. Quando sua excitação alcançar o nível 4, diga à sua parceira. É sua "deixa" para que ela pare.

4. Respire profundamente, contraia o músculo PC e observe como seu nível de excitação diminui.

5. Quando chegar ao nível 2, deixe que ela comece a carícia novamente. Desta vez, permita que sua excitação alcance o nível 5 ou 6 antes de dizê-lo à sua parceira.

6. Quando ela parar, respire profundamente e contraia o músculo PC. Quando sua excitação cair dois níveis, a parceira pode começar a acariciá-lo novamente.

7. Continue este ciclo acariciar-alcançar o pico-contrair nos níveis 7, 8 e 9 por outros vinte minutos mais ou menos.

♀ Exercício ♂
Alcançando o Pico com a Parceira: Uma Variação Avançada

Esta é uma versão mais avançada do exercício de pico que você fez sozinho, no qual continuava a se estimular depois da contração do músculo PC. Neste, você desfruta da estimulação feita pela parceira. O domínio deste exercício é fundamental no caminho para o controle completo.

1. Comece o exercício acima, Alcançando o Pico com a Parceira: Parte Dois, mas diga à sua parceira que desta vez ela não deve parar seu toque excitante.

2. Em cada pico, respire profundamente, contraia o PC e observe com que intensidade e por quanto tempo você precisa contraí-lo para diminuir sua excitação ou mantê-la no mesmo nível enquanto sua parceira continua a acariciá-lo.

3. Pratique vários picos durante alguns poucos minutos nos níveis 4, 5, 6, 7, 8 e 9.

Talvez precise de algumas sessões com este exercício até que você alcance todos os níveis e controle sua excitação usando o músculo PC. É perfeitamente normal. Você descobrirá que existem muito poucas maneiras mais agradáveis de passar uma noite com sua amante!

Manutenção de Nível: Fazendo com que os Picos de Prazer Durem Mais

O termo "manutenção de nível" pode soar chato, mas você certamente gostará do que significa. Os exercícios de nivelamento o ajudarão a prolongar seus picos de prazer de forma que eles durem de uns poucos segundos a muitos minutos. Há muitas técnicas que você pode usar para transformar seus picos em nivelamentos mais longos: alterando a respiração, usando o músculo PC, mudando o movimento e o foco. Sugiro que pratique apenas uma destas técnicas por vez até realmente pegar o jeito. Quando você aprender uma, vá para a próxima. Quando dominá-las todas, tente fazer várias manutenções de nível combinando as técnicas. Como nos primeiros exercícios de alcançar o pico, você começará sozinho, em seguida aperfeiçoando o prazer com sua parceira.

♀ Exercício ♂
Mantendo o Nível Sozinho: Respiração

Antes de começar, relaxe, respire profundamente e concentre-se.

1. Comece com uma carícia genital e alcance um pico de excitação de nível 4.

2. Quando alcançar o nível 4, pare a estimulação, respire profundamente e permita que sua excitação volte ao nível 2.

3. Comece a se acariciar novamente e tente manter o nível ligeiramente acima do nível 5 alterando a respiração. Não pare a carícia — em vez disso, respire algumas vezes tão lentamente quanto puder. Isto deve fazer com que o nível de sua excitação baixe aproximadamente meio nível.

4. Quando você estiver próximo ao nível 4, comece a respirar mais rapidamente, quase como se estivesse arquejando. Sinta como isto aumenta sua excitação.

5. Tente manter o nível 5 por alguns segundos.

6. Quando você desejar aumentar sua excitação, acelere a respiração. Para prolongá-la, diminua o ritmo da respiração.

Tente manter o nível por cerca de vinte minutos, mas não muito mais tempo do que isso ou você pode hiperventilar.

Uma vez que se sinta à vontade com o controle da respiração, tente combiná-la com a contração do músculo PC. Visto que já praticou bastante a contração, isto deve ser bem fácil de fazer.

♀ Exercício ♂
Mantendo o Nível Sozinho: Contração do PC

Este exercício é semelhante ao anterior, mas introduz seu moderador básico de excitação, a contração do PC.

1. Relaxe, concentre-se e comece uma carícia genital. Continue até alcançar um ponto ligeiramente acima do nível 6, então faça algumas contrações leves em seu músculo PC. Isto deve fazer com que sua excitação diminua cerca de meio nível.

2. Quando você atingir um ponto ligeiramente abaixo do nível 6, relaxe o músculo PC e continue com as carícias.

3. Quando chegar novamente ao nível 6, use a contração do PC para diminuir a excitação.

4. Contraia e relaxe alternadamente seu PC e veja se consegue manter-se no nível 6 por trinta segundos a um minuto.

♀ Exercício ♂
Mantendo o Nível Sozinho: Alterando os Toques

Este exercício faz uma abordagem diferente para prolongar o prazer: alterar os toques.

1. Relaxe, concentre-se e comece uma carícia genital. Aumente a excitação até um pouco acima do nível 7. Em seguida diminua as carícias e deixe a excitação cair ligeiramente abaixo do nível 7.

2. Faça uma carícia mais rápida para voltar ao nível 7.

3. Veja se consegue manter-se no nível 7 de trinta segundos a um minuto apenas mudando a velocidade da carícia. Se desejar um nível mais elevado, acaricie-se mais rapidamente. Para diminuir, vá mais devagar.

♀ Exercício ♂
Mantendo o Nível Sozinho: Mudando Seu Foco

Agora você está pronto para a última técnica de manutenção de nível: a sutil habilidade de tocar uma área e concentrar-se em outra.

1. Relaxe, concentre-se, comece uma carícia genital e mantenha-se no nível de excitação 8. Durante a manutenção de nível, continue acariciando lentamente seu pênis mas, quando o fizer, mude o foco para uma área que não está tocando. Por exemplo, se estiver acariciando a glande para levar-se ao nível 8, troque o foco de sua atenção para os testículos.

2. Esta troca de foco deve fazer com que seu nível de excitação caia meio nível. Quando isto acontecer, traga seu foco de volta para a área em que está tocando.

3. Veja se pode manter-se no nível 8 de trinta segundos a um minuto mudando seu foco. Se desejar ficar mais excitado, concentre-se em seu ponto de contato. Caso contrário, troque o foco para longe dele.

Isto não é tão fácil quanto parece, não é? Porém mais tarde, com sua amante, você o considerará muito satisfatório. Provavelmente está prestes a parar neste ponto. Repita estes exercícios, como puder, até ser capaz de fazê-los automaticamente sem pensar realmente neles. Tente combinar as técnicas até conseguir incorporar automaticamente duas, três ou mesmo todas elas. Por exemplo, veja se consegue manter-se no nível 7 ou 8 por trinta segundos ou mais usando a contração do PC e diminuindo as carícias e a respiração.

Controle das Sensações por meio da Troca de Foco

Uma das técnicas mais desafiadoras que você pode aprender para, simultaneamente, melhorar o controle da ejaculação e o prazer global é a chamada troca de foco. Trocar o foco é diferente de mudar o foco, mas estas técnicas algumas vezes são confundidas até mesmo por profissionais. (De fato, ambos os exercícios algumas vezes são confundidos com o inútil e destrutivo método "Pense em Algo Não-sexual" tentado por alguns homens para retardar a ejaculação. Tal método pode na verdade acelerar o tempo da ejaculação e até mesmo condicionar um homem a ficar excitado por estímulos indesejáveis.) A essência da mudança de foco é deslocar a atenção da área de imediato contato físico para uma onde nenhum contato ocorre. Trocar o foco, como explicamos acima, faz você experimentar o ponto de real contato de muitas formas e combinações diferentes.

Muitos homens que experimentam ejaculação ou ereção prematura tendem a se concentrar somente em seus órgãos genitais ou na iminente ejaculação. Isto provoca uma tensão genital ainda maior e, por isso, realmente acelera a ejaculação ou reduz o reflexo da ereção. Com a troca de foco, você aprende a obter prazer de muitas fontes de estimulação, tanto de uma só vez quanto combinadas.

A troca de foco, na verdade, requer que você preste mais atenção a seu prazer. A metáfora que sempre uso é a de uma sinfonia: Você pode ouvir o som global produzido por todos os instrumentos, ou pode prestar bastante atenção ao violino ou à flauta, ou pode ir de um lado para o outro, ouvindo instrumentos individuais e o som completo de toda a orquestra. Desta forma você aprecia todos os aspectos da música.

Com o sexo é a mesma coisa. Você pode se concentrar na agradável sensação global de sua pele nua junto à da sua parceira, no toque dos lábios dela nos seus, na sensação de quanto ela está úmida e escorregadia por dentro, no puxão que sente na glande de seu pênis quando o impele, ou no som da voz dela quando registra seu toque. Quando trabalha sozinho nos exercícios de consciência sensual, você pode trocar seu foco da glande para o corpo do pênis, para seus testículos, para a pele de suas coxas ou para a sensação em sua mão quando se acaricia. Então experimente combinar duas ou mais destas sensações.

Para desenvolver esta habilidade, tente a técnica da troca de foco primeiro consigo mesmo antes de tentá-la com sua parceira.

Dicas sobre a Técnica da Troca de Foco

- Antes de fazer qualquer coisa, reserve um tempo para relaxar e acalmar sua mente. Respire profundamente algumas vezes, ou relaxe seus ombros. Você precisa realmente livrar sua mente de todos os pensamentos para se concentrar totalmente no aqui e agora das sensações sexuais.

- Na prática individual, tente trocar o foco do que sua mão sente acariciando seus órgãos genitais para o que seus órgãos genitais sentem quando são acariciados por sua mão.

- Ao praticar com a parceira, deitem-se lado a lado e acariciem-se um ao outro. Experimente a troca de foco de sua mão para a da parceira e de seus órgãos genitais para os dela. Esta habilidade para trocar o foco o ajudará a "resistir" mais tempo, aumentando sua habilidade para manter-se em qualquer nível. Também multiplicará os muitos prazeres que você experimenta no sexo e lhe ensinará a saborear as diferenças entre eles.

Uma vez que a técnica da troca de foco esteja estabelecida em seu repertório, você tem todas as técnicas de que precisa para manter-se em qualquer nível de estímulo que escolher, quer esteja se acariciando ou fazendo amor com sua amada. Isto significa que está na hora de planejar outra sessão prática com ela.

♀ Exercício ♂
Criando Nivelamentos com Sua Parceira

Comece este exercício com a parceira acariciando suas costas, peito e barriga. Em seguida deixe que ela o agrade do modo que você preferir.

1. Quando sua excitação se aproximar do nível 5, prepare-se para mudar a respiração. Quando alcançar um ponto ligeiramente acima do nível 5, diminua a respiração até que seu nível de excitação desça abaixo de 5.

2. Acelere a respiração de forma que esteja quase ofegando. Isso fará seu nível de excitação subir, passando ligeiramente de 5.

3. Experimente manipular sua respiração por cerca de vinte segundos de forma a manter-se no nível 5. Se desejar diminuir sua excitação, respire mais devagar. Se desejar aumentá-la, respire mais rápido. Sua parceira não deve mudar o que está fazendo, mas deve continuar a acariciá-lo com suas mãos ou sua boca do modo como ambos apreciam.

4. Quando sua excitação ultrapassar o nível 6, contraia o PC.

5. Ao sentir-se abaixo do nível 6, relaxe seu músculo PC e desfrute da estimulação.

Prazer — Melhorando o Controle

6. Quando elevar-se a um nível mais alto que o 6, use novamente a técnica da contração do PC. Veja se consegue manter-se no nível 6 por trinta segundos ou mais usando o PC. Se quiser ir a um nível mais baixo, contraia o músculo PC. Se desejar ir mais alto, relaxe-o.

7. Tente a seguir manter-se no nível 7. Desta vez precisará da cooperação da parceira. Quando sua excitação ultrapassar o nível 7, diga-lhe para diminuir o ritmo das carícias. Concentre-se neste toque mais lento até a excitação cair abaixo de 7. Então peça-lhe para acelerar.

8. Uma vez que sua excitação ultrapasse o nível 7, veja se pode manter-se aí por trinta segundos ou mais, dizendo à sua parceira se deseja que ela vá mais rápido ou mais devagar. Não será necessário que a velocidade se altere muito para manter-se em qualquer nível por trinta segundos a um minuto.

9. Como um pico final, mude seu foco. Deixe seu estímulo ultrapassar o nível 8. Quando sentir que passou do nível 8, troque seu foco da intensidade de seus órgãos genitais para uma área que não está sendo tocada. Por exemplo, troque seu foco para o que sente quando a perna dela se encosta na sua ou o cabelo dela roça em seu ombro.

10. Veja se consegue manter-se no nível 8 trocando seu foco de um lado para o outro entre a área que está sendo acariciada para outras áreas de seu corpo e vice-versa. Para aumentar sua excitação, concentre-se no ponto acariciado. Para diminuí-la, concentre-se numa área diferente.

Ao final do exercício, você pode sentir-se altamente energizado ou muito exausto — ou ambos, porque fez um verdadeiro treinamento nesta sessão. Repita este exercício com a parceira no dia seguinte ou alguns dias depois. Tente usar outra técnica de nivelamento em níveis diferentes ou combine as técnicas no decorrer do exercício.

Seja criativo e divirta-se. Você e sua parceira podem criar seus próprios nivelamentos e desafiar-se mutuamente. Veja o que as combinações podem fazer e de quais gostam mais. Na terceira ou quarta sessão, tente usar todas as quatro técnicas de nivelamento ao mesmo tempo.

Mantendo o Controle durante a Relação Sexual: O Teste Final

Se completou todos os exercícios até este ponto, congratule-se! Pense em como chegou longe. O que lhe é possível agora e que não era antes de começar este programa? Que novas delícias sexuais você descobriu?

O objetivo destes exercícios, certamente, é ajudá-lo a obter o tipo de controle necessário para o orgasmo simultâneo. Mas você tem à frente um desafio a mais — dominar o uso destas técnicas durante a relação sexual e realmente incorporar todas as que aprendeu em sua vida sexual. Em determinadas posições da relação sexual, tais como penetração vaginal por trás e a do homem-por-cima, isso se tornará mais difícil, então comece com as mais básicas. Elas lhe proporcionarão uma oportunidade melhor para lembrar-se do que aprendeu, de forma que tudo se torne um hábito — mesmo durante as atividades sexuais mais intensas e desafiadoras do controle.

Ironicamente, a posição tradicional homem-por-cima, ou missionária, desafia o controle do homem porque cria muita tensão física. Quando ele está suportando todo o seu peso somente com os cotovelos e joelhos tende a ficar muito tenso e tensão, como disse antes, leva a uma ejaculação rápida. Estar por cima também pode fazer com que se sinta pressionado quanto ao desempenho. Geralmente recomendamos que você se deite diretamente sobre a parceira e use rotações e impulsos pélvicos em vez das flexões exigidas quando apóia o peso nos braços. Novamente, sempre que estiver ansioso para agradar, você perde o controle no departamento da ejaculação.

Então, para começar, tente a infalível posição lado a lado.

♀ Exercício ♂
Amor Lado a Lado

Embora esta seja uma posição fácil para manter o controle, possivelmente serão necessários alguns pequenos ajustes para executá-la de maneira correta. Talvez você e sua parceira queiram aprender como fazê-la direito antes de começar o exercício.

Para ficar na posição, deite-se de lado de frente para a parceira. Ela se deitará de costas, perpendicular a você, com uma das pernas dela por cima e a outra entre as suas pernas. Deve sentir-se confortável, com os quadris confortavelmente pousados na cama. Se ela tiver que se virar, troque as pernas.

Antes de Começar Estabeleça um horário para o exercício. Comece deitando-se lado a lado. Você pode iniciar com uma carícia de foco sensório na parte da frente e nas costas de sua parceira, se é o que ela deseja, ou ela pode querer ajuda com um exercício específico.

1. Quando for sua vez, a parceira lhe acaricia as costas por alguns minutos. Então deite-se de costas. À medida que ela o afaga, desfrute do aumento da excitação até alcançar o nível 4.

2. Neste momento, ela pára de estimulá-lo e espera até sua excitação baixar um ou dois níveis.

3. Ela deve começar novamente. Chegue ao nível 4 mais algumas vezes. Deixe-se alcançar o nível 5 ou 6 antes de se posicionar para a relação sexual. Não importa se você está com uma ereção total ou não. Quando começa a relação na posição lado a lado, você consegue inserir seu pênis, não importa o quanto esteja ereto. Não se esqueça de usar um lubrificante para não machucar sua parceira.

4. Quando estiver dentro dela, deitem-se juntos sem se moverem, respirando por alguns momentos, assim ambos podem desfrutar a maravilhosa sensação de estarem ligados desta maneira. Mesmo que se sinta tentado a pular a parte da carícia do foco sensório ou de alcançar o pico neste exercício, não o faça. Se o fizer, o exercício não terá o mesmo impacto. Seu corpo está aprendendo a transportar seu novo conhecimento para a relação sexual.

5. Deixe sua excitação cair abaixo do nível 4, então comece a se movimentar lentamente. Lembre-se de respirar, concentrar-se no que está sentindo e manter todos os seus músculos (coxa e PC especialmente) relaxados. Sua parceira deve acompanhar seus movimentos, mas sem qualquer participação ativa.

6. Quando alcançar o nível 6, pare os movimentos, respire profundamente e relaxe todos os seus músculos. Permita que sua excitação diminua um ou dois níveis, voltando mais ou menos ao nível 4. A parada do estímulo deve fazer com que seu nível de excitação diminua. Se não, afaste-se da parceira. Agora veja se pode repetir outro pico de nível 7. Lentamente impulsione até o nível 7, depois pare, respire e relaxe todos os músculos. Se conseguir obter picos de níveis 8 e 9 durante este exercício, vá em frente e faça isso.

7. Depois de fazer o passo 6 por algum tempo, pode escolher terminar com uma ejaculação ou simplesmente parar. Qualquer escolha pode ser considerada igualmente satisfatória quanto ao sucesso do exercício.

♀ Exercício ♂
Usando o Músculo PC como Controle

Você já praticou a contração do PC para controlar sua excitação durante os jogos amorosos antes da relação sexual propriamente dita. O emprego desta técnica durante a relação sexual levanta, entretanto, uma nova questão: Você deve usar a contração quando impulsiona para dentro da parceira ou quando puxa para fora?

Isto é uma questão de estilo e preferência individuais, adquiridos com a prática e experiência. Alguns homens gostam de contrair no impulso para dentro, quanto mais profundamente inseridos na vagina. (Sua parceira talvez sinta isto como um agradável latejo.) Outros preferem fazê-lo no movimento de saída, quando se deitam de costas e relaxam os músculos. Você também pode contrair em qualquer ponto entre dentro e fora. Experimente ver o que funciona melhor para você. Usar a contração do PC durante este exercício permitirá que faça movimentos notavelmente mais rápidos e com mais força do que no exercício anterior.

1. Comece com a carícia do foco sensório. Em seguida, sua parceira o acaricia até você alcançar o pico de estímulo 5 ou 6.

2. Consiga alguns picos tranqüilos e relaxados no nível 5 ou 6, usando o músculo PC em cada pico para descer um nível.

3. Fique na posição lado-a-lado e insira seu pênis na parceira, usando muito lubrificante.

4. Desta vez, em cada pico, interrompa a estimulação e contraia o músculo PC da forma que funciona melhor para você. Em cada pico, pare de mover-se, respire, contraia e relaxe todos os músculos. Permita que sua excitação diminua um ou dois níveis. Então comece novamente e tente alcançar um nível de pico mais elevado.

5. Continue com os picos. Veja quantos consegue fazer. Veja se pode chegar a níveis 7, 8 ou 9 sem parar a estimulação e usando o músculo PC.

Ao final do exercício, você pode ejacular se quiser. Pratique este exercício até conseguir quatro ou cinco picos nesta posição.

Relação Sexual Lado-a-Lado com Estimulação Contínua Lembra-se de quando trabalhou sozinho e aprendeu a alcançar o pico contraindo o músculo PC enquanto continuava a se estimular? Você pode fazer a mesma coisa durante a relação sexual. Tente primeiro na posição lado-a-lado. Desta vez, à medida que alcança cada pico, continue com os movimentos enquanto contrai o PC do modo como funciona melhor para você. Provavelmente descobrirá que todos os picos começam a ocorrer juntos e você contrai quando necessário sem interromper a relação sexual.

♀ Exercício ♂
A Posição Tridente

Pronto para uma nova posição? Esta é uma versão diferente da posição homem-por-cima a que talvez tenha se acostumado. Na missionária padrão sua parceira deita-se estendida de costas e você sobre ela. Nesta nova, ela deita-se de costas, ergue as próprias pernas, dobra os joelhos e as afasta — enquanto você se ajoelha entre elas, aproximando-se tanto quanto for confortável e penetra profundamente em sua vagina.

Prazer — Melhorando o Controle

Nesta posição seu centro de gravidade está nas pernas e nos quadris. Se desejar, pode firmar-se com os braços sobre as pernas da parceira, mas não deve ser necessário suportar seu peso com o peito e braços. Esta posição deixa-o livre para desfrutar de todas as sensações da relação sexual e permite mais liberdade de movimento. Você também consegue se retirar facilmente se precisar. Experimente esta posição com sua parceira antes de começar o exercício, assim, mais tarde, você não ficará confuso.

Antes de Começar Assegure-se de estar relaxado, determinado e energizado para um prazer profundo.

1. Comece com a carícia de foco sensório ou com um exercício de sua parceira, se ela estiver compartilhando o programa.

2. Alcance alguns picos tranqüilos de nível baixo com qualquer estimulação que desejar.

3. Fique na posição lado-a-lado e alcance alguns picos de nível médio.

4. Mude para a posição tridente e tente alguns picos. Se puder alcançar dois picos na nova posição, considere-se um sucesso.

5. Na primeira vez em que usar a posição tridente, alcance somente picos básicos nos quais chega a um nível específico, pare a estimulação, respire e relaxe todos os músculos de forma que sua excitação caia um ou dois níveis.

6. Da próxima vez em que fizer o exercício, tente alcançar todos os picos usando a contração do músculo PC.

7. Da terceira vez, tente alcançar todos os picos usando o músculo PC enquanto continua a se movimentar.

Neste momento, você pode simplesmente parar — o exercício é um grande sucesso — ou pode continuar até uma ejaculação.

Em cada exercício sucessivo, você provavelmente observará três coisas. Primeiro, demorará mais para alcançar cada pico. Segundo, precisará contrair seu músculo PC com menos força. Terceiro, será capaz de impulsionar com mais força e mais rápido. Logo, você estará consciente de sua excitação através da estimulação contínua — impulsionando sem parar ou mesmo sem diminuir. É aí que o prazer está!

♀ Exercício ♂
Mantendo o Nível durante a Relação Sexual

A posição tridente é ótima para estender seus picos de estímulo em gratificantes manutenções de níveis na relação sexual.

Antes de Começar Para ajudar seu corpo a vincular o aprendizado dos exercícios anteriores à relação sexual, você precisa começar novamente com a carícia do foco sensório e estimulação manual e oral.

1. Alcance alguns picos preliminares, como antes.

2. Mude para a posição tridente.

3. Tente manter o nível de estímulo em torno de 6 ou 7, alterando sua respiração. Veja se consegue manter-se no nível 6 ou 7 somente mudando a respiração.

4. Agora tente manter o nível usando o músculo PC. Se desejar baixar, contraia-o. Se desejar subir, relaxe-o e continue com os movimentos. Veja se assim consegue pairar numa faixa estreita de excitação.

Prazer — Melhorando o Controle

Quando isto se tornar fácil para você, experimente mudar o tipo de movimento e trocar o foco durante a relação sexual. Você vai precisar aprimorar um pouco ambas as técnicas. Quando alcançar um novo nível, diminua os movimentos para controlar-se. Para atingir um nível mais elevado, acelere os movimentos. Esta versão da posição homem-por-cima é boa porque você dispõe de uma ampla faixa de movimentos, assim é mais fácil diminuir ou acelerar. Para manter-se num nível mudando o foco, troque seu foco da área do pênis, que está mais excitada, para uma menos excitada.

Em qualquer exercício, se você alcançou picos e manteve-se num nível por vinte a trinta minutos, vá em frente e ejacule se desejar. Não se pressione se não tiver vontade.

• • •

À medida que você consegue manter-se com mais facilidade num nível durante a relação sexual, peça à parceira para aumentar gradualmente seu movimento. Você também pode experimentar em posições diferentes, um pouco mais desafiadoras. Aqui estão algumas dicas que poderão ajudar:

> Você provavelmente descobrirá que isto pode ser feito com mais facilidade na tradicional posição missionária (sua parceira deita-se de costas e você sobre ela). Certifique-se de que todo o seu peso está sobre a parceira e que você se move usando somente a pélvis. (Lembre-se das rotações pélvicas que você praticou no Capítulo 4.)

> Se sua parceira estiver por cima, observe a tendência de arquear suas costas e retesar os músculos das pernas. Em vez disso, tente manter as nádegas e costas encostadas na cama e faça os movimentos usando somente sua pélvis.

Guarde a posição de penetração por trás para quando se sentir realmente confiante. Esta posição é complicada por ser muito estimulante, psicologicamente, pelo menos para a maioria dos homens. No entanto, você consegue manter o controle se ajustar a velocidade dos movimentos, mantiver seu centro de gravidade nas pernas e quadris e puxar sempre que precisar.

Em qualquer nova posição, se você tiver dificuldade em manter o tipo de controle desejado, simplesmente refaça todos os passos. Na primeira vez em que adotar a posição, tente permanecer dentro sem se mover. Em seguida, tente dois picos simples. Da próxima vez, alcance um pico com o músculo PC e mova-se com mais força e rapidez. No instante seguinte tente usar o PC enquanto se move. Finalmente, tente manter-se no nível, acrescentando uma técnica de nivelamento por vez. Em breve você conseguirá controlar a ejaculação em qualquer posição, se adotar uma conduta sistemática. No final, não será tão mecânico — você simplesmente se deliciará com a variedade agora disponível.

Reunindo Tudo

Este é o programa. Se você estiver altamente motivado para aumentar seu poder de permanência (ou de "resistir"), este pequeno curso de instrução domiciliar pode resolver o problema. De fato, se você já tinha um bom controle da ejaculação, ficará surpreso com quanto consegue aumentar seu prazer e intensificar seus orgasmos. Se antes não tinha um bom controle da ejaculação, deve estar satisfeito e orgulhoso dos resultados obtidos. (Veja o Apêndice para ter uma idéia visual desta melhora.)

Depois de trabalhar este programa, se a ejaculação precoce ainda for um problema, pense em consultar um terapeuta sexual ou um psicoterapeuta qualificado que ajude a resolver o problema subjacente. Existem terapias de curto prazo e baratas e você não deve hesitar em procurá-las. Lembre-se somente de ser perspicaz. Você e sua parceira devem a si mesmos a superação do problema.

Espere uma grande recompensa em seu relacionamento íntimo. Seus esforços mostram à sua parceira que você realmente se preocupa com ela. A boa vontade dela de ajudar é um elogio. Melhor ainda, se ela também estiver aprendendo como alcançar picos e manter-se no nível, vocês terão os pré-requisitos necessários para aprenderem a alcançar o orgasmo juntos.

Uma Palavra para as Mulheres

Aprender a aperfeiçoar o controle da ejaculação pode ser um processo gerador de ansiedade para seu parceiro, então seja paciente. Eis algumas maneiras de ajudar.

Ajude-o a ter privacidade e espaço para fazer seus exercícios individuais. Você terá a mesma consideração da parte dele quando for a sua vez de fazer os exercícios. Faça um trato com ele de proporcionar-lhe tempo livre de responsabilidades como afazeres domésticos ou interrupções das crianças, assim ele pode fazer os exercícios sozinho.

Faça os exercícios em parceria com um espírito de brincadeira e aprendizado e sem expectativas. Se ele pedir que interrompa a estimulação ou sair de dentro de você durante a relação sexual para reduzir o nível de excitação, faça o que ele quer. Lembre-se, esta é uma fase apenas temporária e que está conduzindo a algo muito melhor. Concentre-se no prazer de sua própria experiência a cada momento. Entenda que você também está aprendendo a modular sua excitação quando o ajuda a modular a dele.

Por ser um programa gradual, os exercícios estão numa ordem específica, de forma que o aprendizado sexual se desenvolva em estágios. Encoraje seu amante a fazer os exercícios em seqüência, como delineados, sem saltar detalhes ou pegar atalhos, para ajudar a melhorar a habilidade de aprendizado de seu corpo.

Finalmente, se você não estiver disposta a estas "maratonas" sexuais, diga-lhe francamente. Pode ser que ele esteja fazendo todos estes esforços simplesmente para agradá-la. Deixe que ele saiba exatamente o que a agrada e o que não a agrada, assim ele pode reorientar seus esforços se necessário. Prazer sexual é uma rua de mão dupla, e para alcançar o orgasmo simultâneo, você e seu parceiro devem reunir e reconhecer suas forças sexuais.

Capítulo 6

Prazer — Melhorando a Liberação: Um Programa para Mulheres

> A coisa mais sagrada que você pode fazer é viver com prazer.
> Aprecie sua comida, desfrute do sexo. É onde está a força vital.
>
> — Gioia Timpanelli, poeta, no Instituto Omega, Rhinebeck, Nova York, 8 de junho de 1985

Se a idéia do orgasmo simultâneo lhe parece ótima mas distante da realidade — porque você não é uma daquelas mulheres afortunadas que estouram como uma rolha durante o sexo — não se preocupe. Você não está sozinha. Mais de 50% de todas as mulheres sexualmente ativas nos EUA não conseguem alcançar o orgasmo durante a relação sexual. Mesmo incluída neste grupo, você não está condenada a permanecer aí por toda sua vida. Pode aprender como ser orgástica durante a relação sexual e, melhor ainda, como ter orgasmos múltiplos. Precisa somente de um tempo para que sua natureza sexual profunda e feminina se revele, fazendo os exercícios e seguindo as orientações que se seguem e nunca mais terá que se preocupar se vai alcançar o orgasmo ou se ele perderá a paciência antes de você conseguir.

Este capítulo pode ajudá-la a maximizar seus prazeres sexuais já existentes, encontrar novos e permitir a liberação de seu potencial orgástico. Começa com um redespertar de sua sexualidade e desejo. Depois, você aprenderá alguns passos cognitivos para aumentar a liberdade sexual. Finalmente, há algumas interações individuais e em parceria que reunirão tudo isso.

Se você já é orgástica mas deseja explorar mais os limites de prazer sexual disponíveis, o caminho é bem marcado nas páginas que se seguem. Juntas, veremos os meios pelos quais pode conseguir o seguinte:

- Libertação de condicionamentos do passado que podem estar interferindo na expressão total de sua sexualidade

- Recuperar a sensualidade inconsciente da infância

- Descobrir os tipos de toque, conversa e jogos sexuais que a levam além do limiar

- Levar-se ao clímax, sozinha ou com um parceiro, estimulando um ou mais dos seus centros de prazer (temos algumas técnicas novíssimas que realmente funcionam!)

- Experimentar um orgasmo relativamente desconhecido e poderoso que realmente satisfaz

No Capítulo 7, nós desvendaremos os segredos do orgasmo múltiplo e, no Capítulo 8, explicaremos como modular sua excitação de forma que possa alcançar o clímax no momento preciso que desejar. Se acredita já ser completa e satisfatoriamente orgástica, talvez queira examinar superficialmente este capítulo e prosseguir para o Capítulo 7. Todavia, sugerimos veementemente que você leia e faça os exercícios nas sessões Consciência da Excitação, Pico e Nivelamento.

Por Que Muitas Mulheres Têm Dificuldades com o Orgasmo

Por que muitas mulheres têm dificuldade em alcançar o orgasmo, sendo abandonadas durante a relação sexual? Por que os homens consideram muito mais fácil alcançar o clímax? Há muitas razões. Uma tem a ver com a evolução e a característica conservadora da Natureza. Os homens devem alcançar o clímax para inseminar as mulheres e ajudar a perpetuar a espécie. É útil à evolução tornar este processo automático para os homens. Mas a mulher pode ficar grávida sem ter um orgasmo. Na verdade, algumas mulheres nunca experimentam o orgasmo vaginal até darem à luz. É isso mesmo: o nascimento é uma experiência orgástica, mesmo com a dor. (Mais adiante, neste capítulo, este fenômeno é discutido nas sessões Orgasmos com Ejaculação Feminina e Parto.)

Outra razão pela qual as mulheres não têm orgasmo durante a relação sexual é que muitas o conseguem com a estimulação do clitóris e isso nem sempre é fácil durante a relação. Algumas mulheres parecem ter mais sensibilidade na vagina e outras no clitóris e nos lábios vaginais.

Natureza e fisiologia à parte, o principal obstáculo ao orgasmo feminino é a falta de autoconhecimento. Isso normalmente advém das crenças obsoletas, puritanas e misóginas, tentativas ignorantes e baseadas no medo para reprimir o impressionante poder da sexualidade feminina. Estas podem ter sido compostas por experiências sexuais negativas, tais como molestamento sexual, abuso e estupro.

Poucas de nós crescemos em lares onde se fala sobre a sexualidade feminina. Falamos sobre sair com homens e ter relações sexuais e falamos sobre mulheres crescendo e se casando. Como se pode esperar que as mulheres se tornem orgásticas se nunca tocaram seus corpos para descobrir o que lhes agrada? Outras de nós o fazem em segredo e com vergonha. Quando eu era menina, disse: "Deus, só farei isto mais esta última vez. Não me mande para o inferno." Então, é claro, me masturbei novamente.

Independente da origem, essas crenças prejudiciais inibem muitas mulheres de se permitirem uma total rendição à extática experiência do orgasmo, embora todas sejam, no âmago, potencialmente orgásticas. Se isto é verdade para a antiga canção de Joni Mitchell que diz "nós somos românticas, somos preciosas" e também para os antigos textos védicos, afirmando que todo o universo reside dentro de nós, então não é perfeitamente natural que as mulheres também tendam a experimentar explosões cósmicas durante o ato que traz à luz uma nova vida?

Orgasmo 101: O Ato em Todas as Suas Variações

No cerne do orgasmo potencialmente transformador e extático há toda uma seqüência de eventos corpo-mente. Primeiro, aumento da excitação sexual, fazendo com que o erétil tecido do clitóris e os lábios vaginais internos e externos aumentem de volume devido ao maior afluxo sanguíneo. A pressão dos vasos sanguíneos nos músculos em torno das paredes vaginais faz o corpo liberar fluidos vaginais lubrificantes. A sessão mediana da vagina pode contrair-se enquanto a terça parte interior se alarga, ajudando a acomodar o pênis. Os músculos uterinos podem se contrair.

No momento da libertação do clímax, os músculos ao redor do útero e do colo se contraem involuntariamente, provocando palpitações e contrações do abdômen. O pescoço, os braços e as pernas também podem espasmar, quando a pressão sanguínea, as batidas do coração e a respiração alcançarem o pico. Ao mesmo tempo, uma sensação de calor espalha-se pelos órgãos genitais, irradiando-se para o coração e além. As sensações orgásticas podem ser desde sutis até fortes.

Psicologicamente, pode-se experimentar uma sensação de libertação e talvez de fluidez ou expansão. Algumas mulheres contam que entram em estados alterados de consciência ou de "unidade" durante momentos particularmente extáticos.

Outras mulheres mencionam orgasmos múltiplos ou orgasmos desencadeados a partir de diversos pontos, cada um proporcionando uma resposta agradável. Também no domínio da experiência sexual feminina estão os orgasmos com ejaculação, originários do ponto de Grafenberg ou ponto G (em homenagem ao Dr. Ernst Grafenberg, o primeiro a fazer uma referência específica a ele) na vagina e que pode causar a liberação de uma grande quantidade de fluido. Os orgasmos do ponto G podem ser muito intensos e fazer uma mulher se sentir tão completamente satisfeita que ela se sente disposta a fazer uma pausa de sexo desde uns poucos minutos a vários dias ou mais.

Os pontos disparadores individuais das mulheres variam tremendamente. Incluem o clitóris, o ponto G, o bico do seio, os lábios vaginais e até mesmo a mente, por si só. Gina Ogden, Ph.D., autora de *Mulheres que gostam de sexo*, talvez tenha sido a primeira pessoa a documentar cientificamente que algumas mulheres são capazes de alcançar o orgasmo somente "pensando a respeito", como ela denomina o fato. Como escreve em seu livro, suas descobertas "desafiam o princípio mais sagrado da pesquisa sexual: a noção de que o prazer sexual está centrado nos órgãos genitais e depende da estimulação física".[1]

A Abordagem "Sim, Eu Posso"

Se as mulheres podem usar as mentes para "pensar a respeito", infelizmente também podem usá-las para "desligar". Um dos maiores problemas que tenho observado durante meus anos de prática clínica é a confusão sexual que as mulheres carregam em seus cérebros. Em virtude das crenças que herdamos de nossa sociedade patriarcal, de nossa comunidade e de nossa família, que são filtros para as crenças sociais, nossa identidade sexual muitas vezes está fragmentada e distorcida. É necessário um trabalho consciente para reparar este dano e recuperá-la.

Para começar este processo, geralmente uso o seguinte exercício de visualização com minhas clientes. Grave a visualização numa fita (ou peça a uma amiga com voz suave que a leia para você) e então use-a. Relaxe e reproduza a fita durante as sessões especiais dedicadas a você mesma. Entenda que estas sessões não são apenas para você — quando resolve atitudes e crenças prejudiciais sobre a sexualidade feminina, também abre caminho para melhorar a condição sexual de suas filhas e filhos e das mulheres que vierem depois de você. (Este exercício é parecido com o descrito no Capítulo 3, Explorando Sua Sexualidade de Adolescente.)

♀ Exercício ♂
Reconectando-se com a Sexualidade, Redespertando o Desejo: Um Exercício Orientado de Visualização

Antes de Começar Relaxe durante alguns minutos e fique à vontade. Sente-se numa cadeira confortável ou deite-se, afrouxando roupas apertadas e jóias e desligando o telefone. Se for casada, peça a seu marido que assegure sua privacidade. Respire lenta e profundamente até se conscientizar do fluxo natural de sua respiração — inspirar, expirar, inspirar, expirar. Você talvez se surpreenda com que facilidade a respiração pura e simples pode produzir um estado de suave relaxamento.

Quando Estiver Pronta Quando seu corpo "respirar" lenta, fácil e profundamente, de acordo com seu próprio ritmo natural, feche seus olhos. Comece este exercício com uma respiração sinalizadora, uma mensagem que diz ao seu corpo que você já está pronta para entrar num estado de relaxamento profundo. Faça este sinal, inspire subitamente (pelo nariz se puder) e expire completamente pela boca. Possivelmente observará uma sensação de excitação quando fizer isto. Este é o meio de seu corpo reconhecer a chegada do relaxamento profundo.

Prazer — Melhorando a Liberação

A *Visualização* Enquanto se concentra em sua respiração, imagine uma bola de pura energia ou uma luz branca que se forma na parte inferior de seu abdome. Quando inspira, ela se eleva da frente do seu corpo para a testa. Quando expira, ela se move ao longo da coluna, de suas pernas e para o chão. Novamente, imagine esta bola de energia ou luz viajando por seu corpo à medida que inspira, e para sua coluna e pernas quando expira.

Faça esta bola de energia circular por seu corpo por alguns minutos e deixe que este movimento a faça entrar num estado de relaxamento e bem-estar mais profundos. Cada vez que inspirar e expirar, pode se surpreender ao sentir-se duas vezes mais relaxada do que no momento anterior — o dobro de bem-estar, duas vezes mais tranqüila. A cada respiração, cada fibra de seu corpo se acalma. Todo aperto, tensão, dor e desconforto descem por sua coluna e suas pernas para o chão. Deixe esta energia circular.

(Faça uma pausa aqui por alguns minutos para repetir o ciclo de respiração.)

À medida que seu corpo desfruta deste sutil estado de profundo relaxamento, permita que sua mente vá até um lugar de paz e beleza. Pode ser seu lugar favorito, interno ou externo, ou um que você gostaria de visitar. É tranqüilo, sereno e seguro: um lugar especial. Quando estiver lá, deixe uma imagem de sua sexualidade emergir, uma imagem de sua sexualidade antes da sociedade ou de seus pais lhe dizerem que tudo era errado ou ruim. Esta sexualidade é uma imagem de pura alegria, uma parte de sua criança interior, divertida e não-crítica. Está excitada para fazer coisas; está esperando por elas; tem uma atitude positiva. Permita que esta sexualidade genuína a envolva e aceite-a. Esteja em paz com ela.

Agora forme um símbolo de sua sexualidade que você possa usar quando abrir seus olhos. Sempre que se sentir tensa ou preocupada depois desta sessão, pode olhar para o símbolo e lembrar-se da parte de você que é livre, divertida e pura — sem julgamentos. Guarde esta parte livre onde possa recordar-se dela, em seu cérebro ou em seu coração.

Agora que libertou sua sexualidade, permita que um sentimento de desejo flua através de seu corpo, livre de embaraços, de medo ou de sentimentos negativos. Deixe este desejo não-adulterado espalhar-se através de seu corpo. Você pode sentir como se uma suave pulsação ou uma névoa quente a estivesse revigorando.

Como fez com a luz branca, deixe seu desejo circular por seu corpo, até sua cabeça e descendo para as costas, e permita que ele se desenvolva em intensidade, lenta e constantemente, até você sentir uma bola de prazer que explode, envolvendo todo o seu corpo. Deixe os sentimentos de rejuvenescimento e realização substituírem o desejo e fique em paz.

Se desejar, repita esta visualização e deixe-se dominar suavemente pela intensidade dela.

(Faça uma pausa para ter tempo de repetir o ciclo.)

Combine um encontro consigo mesma para fazer esta visualização novamente no dia seguinte. Agora retorne ao lugar que considera especial e onde se sente segura e, quando estiver pronta, abra os olhos e volte para o cômodo onde está. Este pode ser um bom momento para usar o símbolo que você visualizou e descrever seus sentimentos.

Livrando-se das Falsas Crenças Que Inibem Sua Sexualidade

A imagem criada no exercício de visualização anterior lhe dará a pedra de toque de seu eu sexual mais saudável, ao qual pode voltar sempre que precisar. Talvez também precise trabalhar alguma atitude falsa e negativa que atrapalha sua saudável auto-identidade sexual.

Do modo como o vejo, o orgasmo é uma atitude. *Você somente sentirá tanto prazer sexual quanto permitir-se ter.* Na verdade, pode fazer os exercícios sexuais mais avançados do planeta e fazê-los até se esgotar, mas se mantiver crenças que limitam seu prazer sexual ou sua liberdade, ainda não alcançará o orgasmo quando desejar. Este próximo grupo de exercícios a ajudará a distinguir sua singular identidade sexual das crenças que herdou de outros. Quando fizer uma avaliação consciente e decidir quais as suas posturas e valores sexuais e então reforçá-los com afirmações, você não mais continuará a ser influenciada pelo falso aprendizado. Se tiver um diário pessoal, escreva sobre suas descobertas.

♀ Exercício ♂
Passos Cognitivos para Maior Liberdade Sexual

Defina Seus Valores Sexuais Pergunte-se: O que eu penso sobre a sexualidade feminina? Como me sinto quanto a fazer sexo num relacionamento casual? Sinto-me bem experimentando prazer através do sexo? O que preciso para ficar excitada? Como meus valores se diferenciam dos da minha mãe? Das minhas avós? Das minhas irmãs? Das minhas amigas?

Aprofunde-se em Sua História Sexual Faça à sua mãe algumas perguntas genéricas para descobrir suas posturas em relação ao sexo. Pergunte aos seus parentes do sexo feminino e às amigas. Procure idéias herdadas, não mais adequadas à mulher que você é. Não precisa entrar em grandes detalhes; em vez disso, faça perguntas genéricas como: "Mãe, o que você pensa sobre sexualidade?"

Saber o que a Excita e Aceitá-lo Esqueça o que a cultura dominante diz ou o que seus pais definiram como apropriado. Você foi feita para que seu corpo se sentisse bem. Reclame o direito (e a responsabilidade) de descobrir o que lhe faz bem, antes de pedir que alguém satisfaça sua sexualidade. Se não souber do que gosta, os exercícios deste capítulo a ajudarão a descobrir.

Mude Sua Fala Interior   O modo como você fala consigo mesma sobre quem é — afirmações como "Eu não deveria ter estes tipos de pensamentos" ou "Ele nunca vai *me* desejar" — afetarão sua resposta orgástica. Nenhuma de nós pode simplesmente estalar os dedos e passar a ser orgulhosa, autoconfiante, relaxada e não ter vergonha na cama. Para ser estas coisas é necessário ouvir sua fala interior e transformar as crenças negativas em positivas e autoafirmativas. Pense em escrever suas afirmações positivas, muitas vezes, para ajudá-las a penetrar no espírito.

Autodescoberta Sexual: Abrindo-se

Se você é como a maioria das mulheres da geração pós-Segunda Guerra Mundial ou da imediatamente seguinte, é praticamente certo que sua mãe nunca sentou junto com você com um espelho de mão e um espéculo para ensiná-la sobre as zonas de prazer nos seus órgãos genitais. Se você não fez isso em grupos de mulheres de vanguarda nos anos 70, agora é sua chance de explorar. Até saber onde estão suas zonas de prazer e como você gosta de ser tocada e até compartilhar isto com seu parceiro, como pode esperar que ele o saiba?

No entanto, antes de irmos diretamente ao ponto, vamos falar um pouco sobre como abordar os exercícios seguintes. Isso fará bastante diferença quanto a eles serem agradáveis e se você se sente motivada o bastante para segui-los, de maneira a obter os prazeres dos orgasmos simultâneos e múltiplos.

Fisicamente, lembre-se de permanecer relaxada e respirar profunda e tranqüilamente. Muitas mulheres estão muito acostumadas a prender a respiração para não sentirem o que fazem durante o sexo — embora o objetivo do sexo seja sentir e sentir-se bem. Respirar profunda e constantemente lhe traz o oxigênio necessário ao desenvolvimento da excitação.

Aqui estão algumas posturas que devem ser cultivadas à medida que progride nestes exercícios.

- **Faça por si mesma.** Tente lembrar-se de quando você era muito pequena e não tinha consciência sobre como explorar o prazer. Diga a si mesma: "Desejo fazer isto por mim. Estou cansada de não sentir o que desejo. Não importa o que meu parceiro, a sociedade ou qualquer outra pessoa quer. Isto é para mim."

- **Concentre-se em si mesma antes de começar.** Antes de cada exercício, afirme: "Estou fazendo isto porque me amo. Sei que sexo pode ser realmente bom porque assim tem sido desde sempre e para sempre. Desejo torná-lo melhor para mim mesma."

- **Permita-se reconectar-se com sua sensual criança interior.** Quando crianças pequenas, fomos todas muito sexuais, mas aquela sexualidade nos foi tirada. Saiba que você pode reconectar-se novamente com aquela parte de si mesma.

- **Estabeleça um objetivo somente: divertir-se.** Explore com uma sensação de amor-próprio e alegria. Faça com que seja divertido.

- **Torne este tempo de exploração uma prioridade.** Planeje "encontros" consigo mesma em sua agenda e cumpra-os. Se não planejá-los, verá que outras coisas aparecem no caminho e nunca conseguirá evitá-las.

- **Abandone a autocrítica.** Seja paciente consigo mesma e ame-se. A curva de aprendizado pode ser lenta. Se forem necessárias oito tentativas para encontrar seu ponto G, e daí? Não desista se não observar progresso imediato ou surgirem sentimentos de vergonha. Mensagens de autocrítica geralmente surgem de pais ou professores e você agora está suficientemente crescida para não mais levá-las em consideração. Se começar pensando: "Nunca conseguirei isto. Por que está sendo tão difícil?", saiba que sua mente está reproduzindo uma fita obsoleta e substitua-a por pensamentos de amor-próprio.

- **Seja persistente.** Se estiver explorando uma zona de prazer durante um exercício e não sentir coisa alguma, não desista. Você pode sabotar-se com um "Oh, não sinto nada", ou pode ajudar-se com "Não estou sentindo coisa alguma, mas posso conseguir se refocalizar minha mente e adotar uma atitude positiva". Em seguida continue sua exploração por mais alguns minutos. Você precisa de tempo para substituir as mensagens velhas e falsas por suas novas crenças de que este toque fará bem. Você talvez vá precisar repetir diversas vezes sua fala interior, mas a persistência será recompensada.

- **Mantenha sua fala interior positiva.** Se não estiver progredindo tão rapidamente quanto gostaria, diga a si mesma: "Estou me sentindo bem da maneira como sou agora. Estou somente aprendendo. Disponho de tanto tempo quanto desejo para aprender." Mantenha uma fala interior positiva durante todo o dia. Se descobrir-se sendo crítica, refocalize a fala. Um orgasmo não é apenas o resultado da estimulação física, mas também de como você se sente naquele dia. Em minha prática, uma coisa que descobri ser verdade para a maioria das mulheres é que a crítica pode matar o prazer sexual. Se seu marido grita com você de manhã, por exemplo, e deseja fazer sexo naquela noite e levá-la a um orgasmo, isto vai ser realmente difícil. É que não é assim que somos estimuladas.

- **Pratique.** Não se esqueça de praticar os exercícios e a fala interior por cinco a dez minutos, duas vezes por semana. Pode praticar mais se desejar, mas este tempo será suficiente.

- **Faça a auto-exploração com um espírito de alegria, descoberta e amor-próprio.** Preciso dizer mais?

Um Passeio por Seus Pontos de Satisfação

Neste exercício, lembre-se de respirar e concentrar-se em suas sensações. Se tiver um orgasmo durante as explorações, observe de onde ele se originou. Está vindo do interior da vagina, do clitóris ou é uma experiência global? Muitas vezes, a mulher pode estimular diversas partes de seu corpo, mas o orgasmo virá do mesmo lugar. Se prestar bastante atenção, logo descobrirá do que seu corpo realmente gosta e do que não gosta.

Antes de Começar Certifique-se de dispor de mais ou menos trinta minutos tranqüilos e de privacidade. Assegure-se também da perfeita limpeza de suas mãos. Tenha em mãos um pequeno espelho e um óleo leve e natural, bem viscoso, que não resseque. (Recomendo distância de óleos perfumados e geléias de petróleo porque podem irritar esta pele bem sensível, bem como de outras, que não retêm o calor do corpo.)

O Exercício Primeiro vamos localizar o clitóris. O clitóris é único pois não tem outra função além de dar prazer sexual. Usando sua mão, note como os lábios interiores de sua vagina se unem na parte inferior em torno da abertura vaginal. No topo, ligam-se ao clitóris, pequena protuberância com uma cobertura de pele.

Agora coloque o espelho de lado e tente tocar e acariciar seu clitóris. Mulheres diferentes gostam de tipos diferentes de toque. Algumas gostam de um toque leve diretamente no clitóris. Outras preferem ser tocadas nos lados externos em volta do clitóris. Algumas preferem toques leves, outras fortes. Não há fórmula para fazer isto de maneira correta. Só posso enfatizar: O certo é o que você gosta.

Passe tanto tempo quanto desejar explorando o que é bom neste ponto. Lembre-se de respirar, assim pode realmente sentir. Então, quando estiver pronta (ou pode querer fazer isto numa sessão subseqüente), mova-se para a porção exterior, seus lábios vaginais.

Algumas mulheres, como eu, preferem estímulos no interior da vagina. Gosto de começar suavemente do lado externo, tocando os lábios, mas sem me concentrar no clitóris. Poderia, no início, usar até mesmo a mão inteira. Depois, levarei a mão para o interior da vagina. Quando você o fizer, pode inserir um dedo ou dois, com ou sem óleo. Explore e veja por si mesma.

Quando estiver se tocando, talvez deseje prestar atenção no que seu cérebro gosta de se concentrar quando você se sente excitada. Não se apresse. Divirta-se, refocalize se sua mente vagar.

No interior da vagina está o ponto G, localizado na parede frontal, para cima e por trás do osso púbico. Geralmente é um ponto firme com uma textura estriada. O ponto G pode ser um pouco difícil de ser encontrado da primeira vez, mas certas posições tornam isto mais fácil. O que funciona para mim é ficar sobre minhas mãos e joelhos, com os ombros na cama e as nádegas bem elevadas. Se você não conseguir da primeira vez, console-se com o fato de muitas mulheres sentirem dificuldade para alcançá-lo sozinhas, porque ele pode estar muito dentro da vagina. Antes de procurar seu ponto G, saiba que muitas mulheres não se sentem bem chegando perto do ponto G até estarem sexualmente excitadas e lubrificadas.

O meio mais comum de localizar seu ponto G é inserir um ou dois dedos por trás do osso púbico. Outro meio é usar um vibrador curvo para o ponto G ou um bastão de borracha, que podem chegar mais fundo que seus dedos. Quando alcançá-lo, pode ter uma sensação de "alívio" ou um formigamento, ou sentir uma pressão como se tivesse que urinar.

Estimular o ponto G pode criar uma excitação intensa e desencadear um orgasmo das profundezas da vagina. Meus orgasmos do ponto G geram espasmos musculares muito mais fortes que os do clitóris. Tenho sensações profundas na vagina, nas minhas coxas e no ventre. São quase como uma dor, mas de uma forma deliciosa. Para mim, a área ainda continua vibrando dez minutos depois.

Prazer — Melhorando a Liberação 159

Este ponto G é a fonte do "jato" ou orgasmo ejaculatório, assim chamado porque algumas mulheres, nesta ocasião, ejaculam um fluido. Você pode provocá-lo pela masturbação, se desejar tentar algo radicalmente diferente. Para ser honesta, pouco se conhece a respeito. Acho que são mais profundos e até mais intensos que os orgasmos regulares do ponto G. Entretanto, não sou tão fanática por estes orgasmos do ponto G porque quando o jato acontece, não consigo continuar. A maioria das mulheres acha que seu corpo precisa de um período de recuperação, assim como um homem quando ejacula, e que ele fica muito sensível e um pouco dolorido.

Usando Brinquedos Sexuais

Se você estiver aprendendo como se tornar mais orgástica com um parceiro, há um brinquedo sexual que pode ser de grande ajuda e outro que pode impedir seus esforços. Primeiro, vamos falar sobre o último.

Por enquanto, diga adeus a seu vibrador. Jogue-o no fundo da gaveta. O problema com o vibrador é que proporciona uma estimulação muito intensa, impossível de reproduzir com o pênis, a boca ou a mão. Se você se acostumar a usar tal intensidade de estimulação para alcançar o orgasmo, será muito mais difícil chegar ao clímax com um parceiro.

Por outro lado, um pênis artificial pode ser muito útil. Você pode usá-lo para treinar espasmos musculares quando um objeto, como o pênis, é inserido na vagina. A melhor coisa sobre o pênis artificial quando se está descobrindo a sexualidade é que você pode ir lentamente e em seu próprio ritmo. Se você estiver aprendendo somente com um parceiro, pode acabar se preocupando com as sensações dele ou tendo um orgasmo para ele.

Em todos os exercícios abaixo use um pênis artificial. Sugiro que você encontre um que agrade ao olhar. Tenha certeza de que escolheu um com o qual se sinta confortável — não é bom pensar: "Eca, um pênis artificial!" Muitos catálogos de primeira classe e de renome, como o da empresa Good Vibrations, de São Francisco, oferecem uma variedade de produtos atrativos. Pense em escolher um brinquedo que seja divertido e colorido, talvez de cor laranja brilhante ou púrpura de paixão. E procure um especificamente projetado para estimular o ponto G.

Depois que tiver feito uma exploração inicial e escolhido auxílios sexuais que funcionem para você, prepare-se para estender seu limite orgástico! Se até agora você somente teve orgasmos clitoridianos, logo aprenderá a ter orgasmos vaginais e do ponto G, com ou sem um parceiro. Estes exercícios progridem em diversas fases, de forma que você pode gradualmente desenvolver sua habilidade. Lembre-se de ser paciente e desfrutar todos os passos do caminho.

Treinamento do Êxtase: Nível 1

Pratique estes exercícios sozinha, antes de unir-se a seu parceiro, progredindo desde ter orgasmos do modo já habitual para você até tê-los somente devido à estimulação do pênis artificial para dentro-para fora, como os movimentos de seu amante. Tente planejar tantas sessões práticas privadas para si mesma a cada semana quantas forem necessárias, até sentir-se completamente à vontade com isso.

♀ Exercício ♂
Orgasmos Vaginais

Um pênis artificial com aproximadamente o mesmo tamanho e curvatura do de seu parceiro ajudará imensamente, porque fará seus músculos se acostumarem a espasmar quando algo daquele tamanho é inserido na vagina.

Antes de Começar Disponha de trinta minutos de tempo privado num cômodo aquecido e concentre-se com uma respiração profunda. Acaricie levemente seus órgãos genitais antes de se masturbar e assegure-se de ter bastante lubrificação natural (ou use um lubrificante) antes de começar a usar o pênis artificial. Durante o exercício, tente encaixar algumas rotações e impulsos pélvicos (veja Capítulo 4). Observar o som de sua própria respiração profunda pode ajudá-la a ficar relaxada e se sentir *sexy*.

Primeiro Estágio Masturbe-se do modo como funcionou para você no passado (se tem um passado). Quando se tornar excitada e lubrificada, insira o pênis artificial (é sempre sensato usar um preservativo em seu pênis artificial por causa da higiene). Você pode querer mantê-lo inserido com uma das mãos enquanto usa a outra para satisfazer-se. No início pode parecer embaraçoso, mas experimente o quanto precisar para ver o que realmente sente. Lembre-se de sua fala interior. Em seguida, masturbe-se até alcançar o orgasmo. Repita este exercício, quando desejar, durante a semana seguinte.

Não se preocupe em fazer mais que isso na primeira semana mais ou menos. Permita-se acostumar-se à sensação de ter algo dentro de você durante a excitação e o orgasmo. Quando estiver prestes a ter o orgasmo e se render a ele, concentre-se nos espasmos em sua vagina. Se você consegue alcançar o orgasmo sem fantasiar, então não fantasie. Concentre-se totalmente em suas delicadas sensações físicas. Se não conseguir chegar ao orgasmo sem fantasiar, tudo bem — vá em frente e fantasie; finalmente, desejará unir sua mente às sensações do corpo. Observe quais movimentos físicos especiais ou imagens mentais parecem precipitar a resposta orgástica. Estes serão muito úteis como gatilhos do orgasmo simultâneo quando chegar ao Capítulo 8, E Agora, o Momento Que Vocês Esperavam. Se não alcançar o orgasmo imediatamente, não há problema. Se você se deparar com o que considera um obstáculo intransponível, talvez queira procurar a assistência de um terapeuta sexual diplomado.

Segundo Estágio Uma vez acostumada a tudo isto, comece a experimentar. Veja o que acontece quando você contrai seu músculo PC em torno do pênis artificial. Tente contraí-lo durante a excitação, antes do orgasmo, no momento do orgasmo. Tente contrações curtas e leves e também mais longas. O que aumenta sua excitação? Seja cuidadosa para não contrair muito durante uma sessão ou fazer contrações muito próximas uma da outra, pois ficará tensa e reduzirá sua excitação.

Faça essas sessões experimentais durante mais ou menos uma semana.

Terceiro Estágio Quando se sentir à vontade com tudo descrito acima (e não importa quantas sessões serão necessárias para sentir-se deste modo — você somente aprende no ritmo que lhe for natural), tente este passo seguinte.

Depois da excitação, experimente mover o pênis artificial para dentro e para fora lenta e ritmicamente. Lembre-se de respirar, ficar relaxada e concentrar-se nas sensações em sua vagina. Se para você a contração do PC foi útil nas sessões anteriores, inclua-a nesta também. Tente observar o ponto de inevitabilidade antes do clímax. Quais as sensações neste ponto? Que sentimentos levam a ele?

Quarto Estágio Quando puder identificar o ponto de inevitabilidade, tente isto durante uma sessão. Quando estiver prestes a alcançar o orgasmo, pare qualquer estimulação do clitóris, mas continue movendo o pênis artificial para dentro e para fora. Enquanto isso, respire e concentre-se em suas sensações. Tranqüilize seu corpo, garantindo-lhe que tudo está bem, e dê a si mesma autorização para experimentar o orgasmo de maneira diferente. Continue satisfazendo-se com este movimento para dentro e para fora até alcançar o clímax.

Quinto Estágio À medida que continua com estas sessões práticas para si mesma, lentamente diminua a quantidade de estimulação clitoridiana necessária ao orgasmo. Leve o tempo que for preciso para chegar ao ponto onde somente o pênis artificial seja suficiente para levá-la ao orgasmo. Você pode usar, se precisar para consegui-lo, a estimulação intermitente do clitóris, mas tente não depender disso para toda a sua excitação. Fantasiar sobre fazer amor com seu parceiro, sobre tê-lo movendo-se dentro de você, realmente ajudará. Esta progressão fará com que você associe o orgasmo à estimulação que recebe da penetração. Tome nota, mentalmente, dos seus gatilhos orgásticos como fez no exercício anterior.

Orgasmos do Ponto G

Agora que você sabe onde está o seu ponto G e o que sente quando o estimula, aqui estão algumas coisas que você pode fazer como treinamento para ter um orgasmo do ponto G. Como podem proporcionar um prazer muito intenso, você talvez precise render-se às sensações e abrir-se à intensidade do desenvolvimento sexual até a liberação do orgasmo.

Primeiro, pegue um vibrador de ponto G ou um acessório de ponto G para seu vibrador. Quando o estiver utilizando, use a menor vibração possível. Você pode ter que experimentar até obter o ângulo correto. Observe esse ângulo, de forma que mais tarde possa adotar esta posição imensamente satisfatória com seu parceiro.

Algumas vezes a estimulação do ponto G resulta em "jatos", o equivalente feminino ao orgasmo ejaculatório. O fluido do jato, que pode ser uma quantidade considerável, vem do ponto G. Se você é o tipo de mulher que tem orgasmos em jatos regularmente, pode querer colocar uma grande toalha de banho ou de praia na cama. Mostre consideração por seu parceiro durante o sexo oral. Infelizmente, a falta de conhecimento sobre os orgasmos com jatos tem espantado as mulheres para longe do ponto G. Algumas pensam que perderam o controle e urinaram (alguns médicos realmente confirmam que foi o que aconteceu), e se programam para nunca mais passarem por esta experiência humilhante. Deixe-me dizer-lhe que os jatos são algo de que deve se orgulhar e não sentir vergonha. Se você consegue programar-se para parar de tê-los, também pode usar sua mente para libertar-se desta inibição.

Níveis de Excitação, Pico e Manutenção de Nível

Apresentamos os conceitos de níveis de estímulo, pico e manutenção de nível ao longo dos exercícios destinados aos homens no Capítulo 5. Estas técnicas são absolutamente necessárias para o controle da ejaculação, um desafio comum essencialmente único para homens. Este material é menos detalhado para as mulheres porque muito poucas podem ser consideradas *precocemente orgásticas*, uma rara situação que ocorre quando elas têm um orgasmo imediatamente após a penetração e então conseguem continuar com a relação sexual até o clímax do parceiro. Se você se encaixa nesta categoria, estes exercícios podem ser de grande valor.

Você sem dúvida pode aprender a controlar e retardar sua resposta orgástica. No entanto, já que a maioria das mulheres orgásticas o é de modo saudável, geralmente não é necessário ou desejável interferir em seu padrão normal. Por outro lado, as mulheres que obterão significativos benefícios com o aprendizado de pico e nivelamento são aquelas que algumas vezes encontram dificuldade para alcançar o orgasmo ou que se encaixam no padrão de tentarem ficar excitadas e estimuladas do grau zero até o orgasmo sem interrupção. Tal padrão pode criar uma pressão para alcançar o orgasmo de determinada maneira e dentro de certo tempo, tornando-se difícil, se não impossível, chegar ao clímax. O pico e o nivelamento fornecem à mulher uma divertida série de opções para os padrões de excitação e, quando ela deseja um orgasmo simultâneo, a habilidade de atrasar seu orgasmo se estiver prestes ao clímax e seu parceiro ainda não.

Níveis de Excitação

A faixa de estímulo físico e psicológico foi discutida no início deste capítulo (Orgasmo 101: O Ato em Todas as Suas Variações). Distinguimos níveis de excitação numa escala de 1 a 10. Os extremos 1 e 10 são facilmente identificáveis: 1 significa nenhuma excitação, enquanto 10 significa que você está tendo um orgasmo. Do nível 2 até o 5, você sente o começo da excitação sexual e emocional, lubrificação vaginal, tensão muscular, aumento da intensidade respiratória e intumescimento vaginal, com um possível aumento de volume do clitóris. Depois, na escala de 6 a 9, todas as características anteriores de excitação se tornam mais intensas, possivelmente acompanhadas por rubor facial, respiração entrecortada, suor, espasmos musculares e vaginais involuntários e batidas rápidas do coração. Na faixa de 8 a 9 você sente a urgência orgástica que precede o orgasmo propriamente dito e em 9+ chega-se a um ponto de inevitabilidade orgástica. Além disso, cada mulher terá um grupo de experiências únicas, pessoais, de excitação para acrescentar à lista acima.

Pico e Manutenção de Nível

Pico é o ato e a habilidade de elevar e baixar sua excitação três ou mais níveis como definido acima. Significa, por exemplo, que você pode subir e descer entre os níveis 5 e 8, se desejar, por um longo tempo.

Manutenção de nível é na verdade um pico aplanado ou prolongado. Isso significa que você pode pairar numa faixa estreita de excitação por um tempo prolongado. A experiência de pico, manutenção de nível e depois orgasmo (ou não) pode ser misturada e adaptada. Dominando essas habilidades, você assume o controle de seus próprios níveis de excitação e libertações orgásticas, aumentando, portanto, suas possibilidades sexuais. Como explicado no Capítulo 7, estas técnicas também são um meio de alcançar o orgasmo múltiplo.

Os Exercícios

Você deveria praticar os exercícios individuais de consciência da excitação, pico e manutenção de nível que se seguem, usando três métodos diferentes. Primeiro, use a auto-estimulação com a mão. Quando isso estiver funcionando satisfatoriamente, comece a usar um pênis artificial. Finalmente, pratique a estimulação com o parceiro. Todos os três métodos proporcionam efeitos essencialmente idênticos — com poucas diferenças significativas.

Seus objetivos nesse exercícios são:

- Desenvolver a consciência da excitação para que você saiba aproximadamente onde está na escala de 1 a 10.

- Aprender a criar padrões de pico e manutenção de nível de excitação tantas vezes quanto desejar.

Consciência da Excitação

Provavelmente você já sabe quando está excitada, mas não num nível consciente em termos da escala de 1 a 10. Familiarize-se com as respostas de estímulo físico e psicológico na escala de 1 a 10 em relação à sua excitação pessoal e respostas orgásticas. Em seguida, após auto-estimulação ou com seu parceiro, faça observações mentais. Observe particularmente o que sente naqueles níveis de excitação mais elevados (7, 8, 9) e no exatamente anterior ao orgasmo e o que parece desencadeá-lo.

♀ Exercício ♂
Pico e Manutenção de Nível

O pico a ajudará a aprender a diminuir seu nível de excitação três ou quatro pontos e em seguida excitar-se de volta. A manutenção de nível permitirá que você continue excitada num alto nível com estimulação contínua, evitando chegar ao clímax se assim desejar. Ou pode continuar retornando ao nível depois do clímax. Você fará quatro coisas básicas, sozinhas ou combinadas, para criar picos e manutenções de nível. Faça-as durante aproximadamente quinze minutos e em número suficiente de vezes, de forma que as domine bem. Você pode terminar ou não qualquer exercício com um orgasmo; a escolha é sua. Os quatro procedimentos básicos, enquanto se acaricia e estimula à sua maneira favorita, são:

- **Contração do PC:** Contraindo o músculo PC, você pode diminuir seu nível de excitação ou evitar que aumente. Uma ou duas contrações fortes ou várias contrações leves em seqüência serão suficientes.

- **Respiração Profunda:** Uma respiração abdominal e toráxica profunda, completa e lenta também ajudará a diminuir seu nível de excitação.

- **Relaxamento:** Relaxar seu corpo inteiro, da ponta dos dedos até o topo da cabeça, tem o mesmo efeito que as condutas acima.

- **Toques que Produzem Detumescência:** São aqueles que se afastam dos órgãos genitais. Em geral, qualquer toque na direção dos órgãos genitais aumenta a excitação. Inversamente, qualquer toque para longe dos órgãos genitais produz o efeito oposto. Acariciar suas pernas subindo a partir dos joelhos ou descer do abdômen para a vagina a deixará mais excitada. O efeito oposto ocorre quando o toque se distancia dos órgãos genitais.

Se você tentar estas técnicas com um parceiro, tenha em mente que ele estará lendo e praticando sua própria versão dos exercícios de pico e manutenção de nível para homens. Alguns deles envolvem a participação da parceira, assim vocês podem combinar um tempo para fazer os exercícios de parceria um com o outro.

Um dos exercícios em parceria é a carícia genital, no qual cada um de vocês fará uma carícia contínua enquanto o outro continua com seu treinamento. Você pode usar a estimulação manual, oral ou uma combinação das duas enquanto pratica.

Marque um encontro com o parceiro para fazer este exercício. Explique-lhe que é um exercício no qual ele será o parceiro ativo acariciando seus órgãos genitais enquanto você pratica determinadas técnicas de excitação. Sugira que talvez seja uma boa oportunidade para ele mesmo também praticar os exercícios que precisam ser feitos com uma parceira. Se isso não for possível, faça simplesmente os seus. Reserve trinta minutos de tempo, livre de interrupções, de telefones e crianças. Crie um ambiente confortável em termos de luz, temperatura e música. Antes de começar, demonstre e explique a ele como fazer o toque que produz detumescência, afastando-se de seus genitais. Sugira o modo pelo qual deseja ser acariciada: manualmente, oralmente ou ambos. Você precisa dizer-lhe que tipo de estimulação deseja e quando quiser que aumente, diminua e mude.

Abracem-se e agarrem-se mutuamente durante alguns minutos. Deite-se de costas e faça uma respiração sinalizadora para que seu corpo saiba que você está pronta para começar. Em seguida, ele começa a acariciá-la e estimulá-la. Lembre-se de respirar, relaxar e se concentrar. De vez em quando mostre a ele exatamente como deseja ser tocada. Se estiver fazendo algo que você não goste, diga-lhe também. Tenha em mente que não é ele o principal responsável por seu prazer, mas você.

Deixe seu corpo sucumbir aos prazeres que está recebendo. Permita que sua excitação aumente naturalmente até o nível 7 ou acima. Agora comece a praticar o pico. Faça algumas contrações do PC, respire profundamente e relaxe seu corpo inteiro. Você pode também pedir a seu parceiro para que pare, diminua a estimulação ou talvez faça alguns toques que produzem detumescência. Dessa maneira, sua excitação deve cair até mais ou menos 5. Em seguida, permita que suba novamente. Alcance os picos várias vezes. Se ainda estiver com disposição, pratique a manutenção de nível. Se não, pode deixar para a próxima vez, começando com manutenções de nível ou fazendo somente um pico preliminar. Para nivelar, permita que sua excitação aumente mais uma vez até o nível 7 ou mais. Enquanto a estimulação continua com a mesma intensidade, mantenha constante seu nível de excitação, empregando as mesmas técnicas que usou para os picos. Agora você pode parar e, lentamente, diminuir, ter um orgasmo ou alcançar outros picos — o que lhe aprouver.

Tenha paciência consigo mesma e com seu parceiro. Deleite-se durante o tempo que passa fazendo este exercício.

Parto e Orgasmos Femininos com Ejaculação

O que a natureza possivelmente tinha em mente quando deu à mulher a possibilidade de ejacular? Sabemos que os homens ejaculam, mas por que as mulheres? E por que este tipo de orgasmo geralmente faz a mulher ficar tão satisfeita que se sente disposta a ficar sem sexo por algum tempo?

Michael descobriu, quase por acidente, que algumas mulheres somente experimentam o fenômeno jato durante o parto. Em 1989, fez uma regressão hipnótica com uma cliente que conseguia orgasmos clitoridianos facilmente, mas tinha dificuldade com os vaginais. Quando perguntou a ela, hipnotizada, se já havia experimentado o orgasmo do ponto G, respondeu que sim. Quando ele perguntou em que momento, ela começou a falar sobre os últimos minutos do nascimento de seus dois filhos.

A mulher relatou que durante suas experiências de jato ela sentiu um leve desconforto, aliado a sensações muito suaves na área vaginal quando o bebê estava começando a sair. Quando a cabeça do bebê saiu, ela sentiu a vagina espasmar e uma intensa afluência de fluido pulsou e jorrou quando a criança nasceu.

À medida que o trabalho prosseguia, ela conseguiu trazer sua memória subconsciente para o pensamento consciente. Tornou-se muito ciente de seu potencial para prazer intenso. Isso, junto com os exercícios da terapia sexual detalhados neste livro, permitiram que ela experimentasse orgasmos vaginais com seu amante. (Como um aparte interessante, durante o parto esta mulher utilizou o método Lamaze, que inclui respiração profunda e técnicas de concentração similares às que ensinamos para ajudar as pessoas a se tornarem mais receptivas sexualmente.)

Há muitas razões pelas quais a natureza relacionou orgasmos com jato ao parto. O intenso prazer do jato ajuda a compensar a dor do nascimento (a estimulação sexual incentiva a liberação de endorfinas no corpo) e o fluido ajuda a esterilizar o canal de nascimento para o bebê e facilita sua progressão através dele. O fato de um orgasmo de jato satisfazer totalmente uma mulher pode também ser uma compensação, porque ela provavelmente não terá relações sexuais por uns tempos, enquanto se recupera do parto. Michael e eu também nos perguntamos se o jato acentua o processo de ligação com o novo bebê. Se for verdade, contesta o "critério" convencional de que as sensações sexuais femininas não têm outra função que não o prazer.

Se você estiver grávida ou for uma mãe que tem problemas com o orgasmo, pense no vínculo entre a sensação do ponto G, os orgasmos com jato e o parto. Você pode usar a experiência do parto para se ancorar nesses tipos de orgasmos vaginais trazendo a memória subconsciente para a consciência.

Tornando-se Orgástica com Seu Parceiro: Dicas, Posições e Técnica

Agora que você passou algum tempo dedicando a si mesma uma atenção amorosa, sensual e muito merecida e — assim espero — descobrindo novos meios de ser satisfeita, talvez se considere pronta e excitada para partilhar essas descobertas com seu amante. É possível que também se sinta um pouco ansiosa e nervosa com relação a isso. Embora tenha aprendido a relaxar e ficar em paz sozinha, conseguirá fazer isso tão facilmente com seu amante? Chegou a hora de lembrar-se que união sexual não é competição. A união sexual, com todos os seus prazeres, é uma jornada. Saboreie cada passo e não apresse as coisas ou crie expectativas opressoras.

Antes de começar os exercícios em parceria, pergunte ao parceiro como ele se sente quanto a tentar explorações mútuas sem objetivo definido. Aposto que estará interessado. Descobri durante anos de aconselhamento sexual que, embora os homens sejam naturalmente orientados para o orgasmo, eles realmente gostam e se excitam com o interesse da parceira na exploração — e a excitação espontânea e natural que isso revela.

Se seu parceiro estiver hesitante sobre tentar novas coisas, talvez esteja sentindo ansiedade ou perguntando a si mesmo se sua vontade de experimentar significa que o considera inadequado como amante. Renove sua confiança. Faça com que saiba o quanto você anseia pela companhia dele e apenas deseja que ambos aprendam mais um sobre o outro. Reafirme que a idéia é se divertirem. Lembre-lhe que nunca teve oportunidade de fazer esta jornada. Lembre-se, não há pressão para alcançar algum objetivo.

Aqui estão três jogos de amor para começar. Eles a ajudarão a ficar normalmente orgástica com seu parceiro. Mais adiante, os exercícios funcionarão para criar tipos específicos de orgasmos juntos.

♀ Exercício ♂
Finja até Conseguir

"Ei, espere um minuto! Este livro é sobre como ter grandes orgasmos e você pede para fingir?" Não se preocupe! Não estou pedindo que finja para elevar o ego do parceiro. Este exercício é sobre estimulação e experiência, para levá-la a um novo estado de espírito.

Em vez de perguntar como chegar até o limite, você terá o que chamamos experiência orgástica simulada, com a completa compreensão e cooperação do parceiro. Isso dissipa a pressão. Agora você não precisa mais se preocupar em concentrar-se para ter um orgasmo porque estará agindo como se tivesse um.

O Exercício Na próxima vez em que estiver realmente excitada, imagine como seria ter um orgasmo. Em seguida, movimente-se, faça sons e fale como se estivesse tendo um orgasmo exatamente naquele momento. Isso talvez seja mais fácil se estiver por cima de seu parceiro. Nesta posição você tem liberdade para se mover de forma que o pênis *a* satisfaça. A idéia é fazer como você gosta, quer lenta e sensualmente, quer rápida e furiosamente. O exercício também é maravilhoso por libertá-la de qualquer inibição quanto a gemer, fazer barulho ou mover-se vigorosamente. Se seu parceiro mudar o ritmo, gentilmente lembre a ele que neste exercício é importante que você estabeleça o ritmo. Você pode tentar diferentes sons e movimentos e torná-los seus — quer você se identifique com Jane Seymour ou com Madonna.

Um número significativo de mulheres descobre ter espontaneamente uma resposta e liberação vaginal orgástica quando faz este exercício. O simples ato de darem a si mesmas permissão para agir e sentir deste modo permite que tal aconteça. Mas a principal vantagem deste exercício é que você tem uma amostra da gama de expressão sexual que normalmente não se permite sentir. A única coisa que se espera é que desfrute do processo.

♀ Exercício ♂
Toalha sobre o Rosto Dele

Como em todos os exercícios a dois, este também requer a permissão de seu parceiro. Durante esta sessão, você fará amor com seu parceiro enquanto este está deitado de costas com uma leve toalha sobre o rosto. O que isso faz é despersonalizá-lo, assim você pode experimentar o corpo dele apenas para seu próprio prazer. Algumas mulheres acham que isto parece radical e muitas, à primeira vista, fazem objeção — até que compreendem seu objetivo.

Enquanto você está fazendo amor com seu parceiro, dois relacionamentos estão ocorrendo simultaneamente. Um é o seu com ele, claro, e o outro geralmente é ignorado: seu relacionamento sexual consigo mesma. Para ter um forte relacionamento sexual com seu parceiro, o outro, consigo mesma, precisa ser forte. Com este exercício, você despersonaliza um ato íntimo para torná-lo mais pessoal para você. É um refortalecimento incrivelmente potente do conceito de você ser responsável por suas próprias reações orgásticas. Se você é do tipo que deixa as respostas de seu parceiro influenciarem seu comportamento, este exercício a treina para que busque seu próprio prazer como um novo ponto de referência.

O Exercício Imagine seu parceiro como uma refeição suntuosa a ser apreciada com deleite. Enquanto ele está deitado na cama, posicione-se de tal forma a ter completo acesso ao corpo dele. Talvez decida esfregar o nariz, os dedos dos pés, os dedos das mãos, as mãos e o pênis com seu rosto, pescoço, mamilos, lábios vaginais, clitóris, umbigo, pontas dos dedos — o que considerar delicioso. Você pode tocar e provocar o pênis dele, beijá-lo leve ou fortemente, lamber ou chupar. Qualquer coisa, contanto que não provoque dor ou desconforto a seu parceiro. Ele não deve falar durante este exercício.

Não se preocupe com seu parceiro — posso garantir que ele se divertirá bastante e você não é responsável por sua resposta. Concentre-se no que sente ao buscar prazer sem se preocupar com as sensações do outro. Muitas mulheres consideram isso, por si só, altamente excitante.

♀ Exercício ♂
Distraia a Distração

Como Michael e eu observamos, algumas mulheres ficam tão ansiosas sobre se estão ou não chegando ao clímax que, em vez de se renderem à sua resposta orgástica natural, elas a abafam. Sua ansiedade provoca uma luta ou uma resposta fugidia que distrai as pessoas do prazer do desenvolvimento da excitação no ato sexual. Poderíamos simplesmente dizer para não ficar ansiosa, mas isto apresenta um clássico dilema: diga às pessoas para não pensarem em algo e de repente é em tudo o que estão pensando. Assim chegamos a este exercício.

A idéia aqui é livrar sua mente da ansiedade, obrigando-a a concentrar-se em outra coisa. É furtivo, eu admito, mas realmente funciona.

O Exercício Para começar, encontre uma fita ou um CD de música que você realmente odeie — quer seja *rap*, *country*, *heavy metal*, *rock* dos anos 50, qualquer coisa. Esteja certa de que a música a irrita. Coloque um par de fones de ouvidos e escute a música enquanto o parceiro a acaricia, estimula e faz amor com você. Mantenha a música num volume que não estoure seus tímpanos, mas que seja alto o bastante para ser muito irritante.

O objetivo deste exercício é obrigar sua mente a rechaçar um tipo de barulho que odeia, algo muito mais irritante que o medo pessoal. Você não terá outra escolha além de estar no aqui e agora, comprometida com todos os seus sentidos, em vez de ficar preocupada ou temerosa, pensando no futuro. Isto deixa seu corpo livre para responder à estimulação que está recebendo. Agora são possíveis níveis mais altos de excitação porque você não está se monitorando continuamente. Depois de um tempo, troquem os papéis e seu parceiro seleciona a música que odeia e coloca os fones.

Orgasmo du Jour — Juntos!

Os exercícios anteriores destinavam-se a ajudá-la a se sentir mais à vontade sendo completamente orgástica com seu parceiro. Se desejar atingir um tipo particular de orgasmo com ele, ter tipos diferentes de orgasmos numa sessão de amor ou misturar tipos de orgasmos num só — o céu é o limite!

Cada tipo de orgasmo é diferente. Alicia Snelen, que trabalhou como parceira substituta em nosso consultório, acha que os orgasmos do clitóris tendem a criar contrações muito localizadas e intensas em sua área vaginal, enquanto os do ponto G enviam ondas de prazer através de seu corpo. Ela consegue até mesmo misturar e comparar orgasmos.

Alicia explica o que freqüentemente faz com um parceiro: "Nós começamos nos acariciando e haverá algum sexo oral. Talvez eu tenha um orgasmo com o sexo oral e depois, na relação sexual, tenho alguns orgasmos com estimulação vaginal e algumas vezes uma resposta ejaculatória com a estimulação do ponto G."

Novamente, o posicionamento ajudará a variar a estimulação, as respostas de excitação e os tipos de orgasmo que você pode ter. Aqui estão algumas indicações.

♀ Exercício ♂
Intrépida Cavalgada

Como eu disse antes, uma estimativa de 50% das mulheres nos EUA não conseguem alcançar o orgasmo durante a relação sexual. Se você praticou os exercícios anteriores, pode estar provavelmente nos felizes 50%. Mas deve saber o seguinte: falhar em ter um orgasmo durante a relação sexual não significa automaticamente que há algo errado com seu amante ou com você. Algumas mulheres têm mais sensibilidade no clitóris e podem precisar de estimulação clitoridiana durante a relação sexual para ajudá-las a alcançar o orgasmo. A seguir está uma posição maravilhosa que ajudará seu parceiro a proporcionar-lhe isto.

O Exercício Ele afasta e mantém suas pernas abertas com as pernas e os tornozelos dele. Se isto for bom para ambos, ele pode segurar seus pulsos e palmas das mãos acima de sua cabeça. Em seguida, ele empurra seu corpo mais para cima que o normal. Chamamos a isto de Intrépida Cavalgada. Proporciona excelente estimulação do clitóris e também gera maravilhosas sensações nos sulcos em torno da glande do pênis de seu amante. Como variação, tente isso enquanto ambos fazem rotações e impulsos pélvicos, na mesma direção, na mesma velocidade. Isto se chama técnica do alinhamento no coito.

"Acho que há muitas posições que contribuem para o orgasmo vaginal", disse Alicia. "Eu tenho um pequeno repertório. Geralmente meu parceiro fica em cima e eu dobro minhas pernas em volta de sua cintura, o que é um pouco menos direto para o ponto G. Ou minhas pernas ficam em torno de seus ombros ou meus joelhos curvados sobre seus ombros. Também gosto do 'estilo cachorrinho', seja deitada de bruços ou simplesmente ajoelhada." Ela acrescenta: "Qualquer que seja a posição, gosto de me sentir fisicamente confortável para poder 'resistir' mais. Em resumo é o seguinte: Gosto de concentrar a energia sexual tanto quanto possível em nossos órgãos genitais. Se tiver que despender muita energia para me apoiar ou adotar uma posição inconveniente, fica mais difícil apreciar realmente a atividade sexual."

O Orgasmo Feminino na Literatura

Nossas divergências se tornaram cada vez menores quando ele encontrou um ritmo forte e enérgico que satisfez a ambos. Perdi toda noção de tempo e lugar e até de mim mesma enquanto ele metia em mim, impelindo-nos, finalmente, além do limiar de um orgasmo selvagem e consumidor, com um grito final, no qual nossas vozes se mesclaram.

— Lisa Tuttle, *"The Story of No"*
em *The Mammoth Book of Erotica*, org. Maxim Jakubowski
(Nova York: Caroll and Graf, 1994)

E então eles começaram a se movimentar novamente, interligando seus sexos, nada mais importando no mundo. Ela gozou com um estremecimento que sacudiu seu corpo todo e soltou outro grito que quase não parecia humano. Tudo cedeu quando ela gritou e gozou; ela também urinou e ficou embaraçada e pediu desculpas...

Ele a abraçou até mesmo enquanto seu pênis ficava mole e saía de dentro dela. "Eu nunca a deixarei", disse ele, "nunca."

— Erica Jong, *How to Save Your Own Life*
(Nova York: Holt Rinehart, 1977)

Quando ele começou a se mover, no súbito e inevitável orgasmo, no interior dela houve o despertar de estranhos tremores ondulantes. Ondulando, ondulando, ondulando como superposições de suaves chamas, suaves como plumas, correndo para pontos de fulgor, refinados, requintados, derretendo-a toda por dentro. Era como sinos badalando, badalando até o auge. Ela deitou-se, inconsciente dos pequenos gritos selvagens que emitiu no final.

— D. H. Lawrence, *O amante de lady Chatterly*
(Nova York: Grove Press, 1969)

Vimos que o ato de amor exige da mulher um profundo abandono de si mesma — ela se banha numa languidez passiva; com olhos fechados, anônima, perdida, sente-se como que carregada por ondas, impelida por uma tempestade, coberta pela escuridão da carne, do útero, do túmulo. Aniquilada, ela se torna una com o Todo, seu ego abolido. Mas quando o homem se afasta dela, descobre-se de volta à terra, na cama, na luz; tem novamente um nome, um rosto: ela é uma subjugada, uma presa, um objeto.

— Simone de Beauvoir, *The Second Sex*
(Nova York: Vintage Books, 1989)

O que Ambos Precisam Saber sobre Orgasmos do Ponto G

Algumas mulheres podem ter orgasmos múltiplos do ponto G ou uma série deles, alguns como resultado de estimulação clitoridiana, alguns de estimulação vaginal e outros de estimulação do ponto G. Você talvez descubra que precisa se acostumar um pouco à intensidade do prazer.

Faça com que seu parceiro compreenda que primeiro você precisa estar excitada e úmida antes de querer a estimulação do ponto G. Alicia diz: "Não gosto que o toquem demais antes de estar bastante excitada porque ele fica facilmente irritado. É como se alguém tocasse uma bexiga cheia. Se estamos começando a brincar um pouquinho e ele enfia o dedo dentro de mim, direi para ir com calma e lentamente. Depois que eu estiver 'aquecida', posso começar a me mover e impulsionar e também posso receber uma estimulação mais intensa."

Para ajudar seu parceiro a encontrar o ponto G, peça-lhe para inserir o dedo médio em sua vagina. Diga a ele para curvar o dedo para a frente e imaginar que o ponto G está por trás do clitóris. Ele pode fazer isto colocando o polegar sobre seu clitóris e tentando tocar o polegar com o dedo médio, como se estivesse fazendo o sinal de "OK". Ele saberá que o encontrou quando atingir uma área carnuda e texturizada onde pode passar seu dedo. Se ele continuar com a pressão, sentirá uma pulsação.

Existem diversos meios pelos quais seu amante pode estimular seu ponto G e a relação sexual é um deles. As três melhores posições na relação sexual para estimular o ponto G são as seguintes:

- Mulher por cima, de forma que possa orientar o ângulo, intensidade, direção e velocidade dos impulsos.

- Entrada por trás, porque o ângulo criado entre o pênis e a vagina proporciona uma penetração mais profunda (isto é muito melhor se você estiver apoiada sobre as mãos e joelhos).

- Homem por cima, com suas pernas sobre os ombros de seu parceiro e as nádegas ligeiramente afastadas do chão ou do colchão. Seu parceiro deve posicionar-se bem para a frente, assim ele se apóia sobre os próprios cotovelos; se preferir, um travesseiro ou dois sob as nádegas será uma grande ajuda.

Quando estiver pronta para tentar os orgasmos do ponto G durante a relação sexual, experimente estas variações. Para se preparar para cada uma delas, faça com que seu parceiro a acaricie com os dedos durante as "preliminares" ou faça-o você mesma. Se ele não for muito hábil em alcançar seu ponto G, posicione-se de forma que o dedo dele esteja no ângulo correto e movimente-se da maneira que se sentir bem. Você talvez precise fazer isto no início para lhe ensinar onde e como deseja que seu ponto G seja tocado.

Na primeira vez que tentar, fique por cima. É melhor começar assim porque permite que você controle a sincronização e a estimulação. Mova-se de forma que a ereção dele estimule seu ponto G. Empregue qualquer tipo de estimulação erótica que funcione para vocês dois — quer seja emitir sons, conversar ou tocar um ao outro de formas particulares. Você pode sentir-se mais vulnerável quando mudam a posição da relação sexual para lado a lado, com ele por cima ou entrando por trás. Quando ele for o parceiro mais ativo, você talvez precise orientá-lo mais, para que ele possa lhe proporcionar a estimulação de que necessita.

Se o pênis tiver uma certa curvatura ascendente, pode ser que ele sinta seu ponto G com a glande. Diga a ele quando fizer contato, dessa forma ele pode aproveitar para registrar o que sente e onde está. Em seguida, ele se move *muito* lentamente para trás e para frente no ponto G ou produz um rápido latejo do músculo PC quando fizer contato. Isto lhe proporcionará uma estimulação adicional por causa da fricção ascendente e descendente no ponto G, além dos impulsos para dentro e para fora.

O Próximo Passo

Você digeriu bastante informação neste capítulo e cobriu bastante terreno sexual. Não há razão para apressar qualquer exercício; na verdade, a repetição será um bom reforço para você. Vá com calma e explore suas nuances sexuais. Você somente pode aprender no seu próprio ritmo. Desfrute do processo de tornar-se orgástica e desfrute do que ocorre em seu relacionamento como um todo, consigo mesma e com seu amante. (Veja o Apêndice para uma concepção visual de seu desenvolvimento.)

Quando se sentir bem-fundamentada e poderosa com suas possibilidades orgásticas, passe para o próximo capítulo, no qual Michael e eu explicaremos como você e seu parceiro podem partilhar a incrível experiência dos orgasmos múltiplos.

Uma Palavra para os Homens

Aprender a ser desenvolta e orgástica pode ser uma experiência geradora de ansiedade para sua parceira. Aqui estão algumas sugestões de como você pode ser prestativo e útil:

1. Ajude-a a obter "tempo sozinha e com privacidade" para fazer seus exercícios individuais. Isto inclui liberdade das atividades domésticas e interrupções das crianças.

2. Faça os exercícios em parceria com um espírito de diversão e aprendizado, livre de expectativas. Se ela precisar que você pare ou mude, faça como ela pedir.

3. Esta é uma fase temporária que está levando a experiências cada vez melhores para vocês dois.

4. Você pode concentrar-se em seu próprio prazer e nos níveis de excitação, assim isso também pode ser uma boa prática.

5. Durante seu crescimento, as mulheres geralmente recebem mensagens falsas sobre a própria sexualidade. Encoraje-a a "progredir em seu próprio ritmo".

Notas:

1. Gina Ogden, Ph.D., *Mulheres que gostam de sexo* (Rio de Janeiro: Editora Record, 1997).

Capítulo 7

Aumentando Seu Prazer: Dominando o Orgasmo Múltiplo

> O orgasmo me lembra uma represa rompendo... a melhor parte são as ondas contínuas de crescimento e liberação durante os orgasmos múltiplos.
>
> — Uma mulher anônima, em *O relatório Hite*

Não é segredo que as mulheres são capazes de ter um orgasmo após o outro, e mais outro, tão espaçados quanto pérolas num colar, mas o que talvez seja surpreendente é que os homens também têm o mesmo potencial. A natureza é muito justa a esse respeito e nós até que gostamos muito desse fato. Embora seja verdade que para as mulheres os orgasmos múltiplos são mais fáceis de aprender que para os homens, garantimos que os passos descritos neste capítulo levarão qualquer homem até lá, se tiver paciência. Praticando estes exercícios individualmente e em parceria — por si sós já agradáveis — terão uma recompensa estupenda!

Antes de prosseguirmos para os exercícios, gostaríamos de falar um pouco sobre as respostas emocionais que os orgasmos múltiplos produzem. Alguns homens ficam surpresos ao descobrir que experimentam um medo sutil quando suas amantes se tornam multiorgásticas. Isso pode não acontecer ou chegar de formas não imediatamente reconhecidas por ambos. Quando começarem a explorar o novo e íntimo território das páginas seguintes, fiquem atentos. Medo e inveja podem turvar as águas entre vocês, num momento em que deveriam ficar mais próximos. Se não conseguirem lidar conscientemente com estes sentimentos, eles podem provocar comportamentos sabotadores e impedi-los de concretizar todo o seu potencial para o prazer sexual como um casal.

Os tabus sociais para mulheres que reivindicam e exercem seus poderes sexuais ainda são muito fortes, embora muitas vezes ocultos. O receio, ridículo uma vez exposto, é que a mulher que gosta verdadeiramente de sua sexualidade seja uma ameaça aos homens e à sociedade organizada. Uma vez ciente de que o prazer está à sua disposição, exemplificado pelo orgasmo múltiplo, ela se tornará insaciável. Não permanecerá fiel a nenhum homem e poderá até mesmo seduzir o marido de outra mulher para encontros sexuais. Esse é o medo básico subjacente nos vários tabus em muitas culturas. Você e a pessoa amada fazem parte de uma consciência coletiva onde tais tabus estão enraizados. Um de vocês, ou os dois, pode achar, num exame introspectivo, que partilha destas crenças — que são parte do falso aprendizado que herdou. Se conseguirem se conscientizar dessas crenças, podem trabalhar juntos, transformando-as em outras que apóiem irrestritamente suas reivindicações de ilimitado poder sexual. Ambos precisam se sentir à vontade com o poder sexual feminino, em todos os níveis, para experimentar o auge do prazer disponível pela intimidade física.

Dito isso, vejamos o que é necessário para uma mulher se tornar multiorgástica. Homens, vocês deveriam ler esta sessão antes de prosseguirem para a que se refere ao orgasmo múltiplo masculino na segunda parte deste capítulo. Mulheres, vocês precisam ler a sessão sobre os homens após terminarem esta sessão.

Como fizeram com o programa no decorrer deste livro, estabeleçam algum tempo a sós e algum tempo juntos para estas sessões práticas sexualmente agradáveis.

O Orgasmo Múltiplo para as Mulheres

Antes de começar, há algumas coisas que precisa saber. Primeiro, acredite se quiser, o orgasmo múltiplo não é necessariamente a principal experiência sexual para todas as mulheres. Algumas preferem um orgasmo mais intenso, mais longo, em vez de alguns de pouca duração, pois ficam muito sensíveis depois de um orgasmo e dispostas a parar. Outras chegam ao orgasmo como sopranos operísticas — quando você pensa que estão praticamente esgotadas, exaltam-se novamente. Cada mulher é única e não existe um modo mais correto ou melhor de realização sexual. Uma das grandes emoções ao explorar sua sexualidade é descobrir seu potencial.

A segunda coisa a saber é que nem mesmo os membros da comunidade de terapia sexual profissional concordam inteiramente sobre o que é exatamente o orgasmo múltiplo. *Nossa* definição é simples: o orgasmo múltiplo para as mulheres é como pico e manutenção de nível. Você pode chegar a um nível 9 ou 10 de excitação e ter um orgasmo realmente poderoso, ou alcançar o pico, permitir que sua excitação desça para 5, 6 ou 7, relaxar num orgasmo de intensidade mais baixa e começar a desenvolver o próximo. Se permitir que seu nível de excitação se mova desse modo, para cima e para baixo, você pode ter um orgasmo após o outro sem entrar num período refratário ou de repouso. (Em comparação, um homem entra no período refratário quando sua ereção diminui.)

Qual a dificuldade para ter orgasmos múltiplos quando já se é orgástica? Para dizer a verdade, não muita! Se você conseguir contato com as fontes de desejo profundas e primitivas e permitir a si mesma suficiente estimulação, tudo o que precisa é render-se. Se nada disso acontece facilmente, significa que precisa derrubar as barreiras que você (e a sociedade) erigiram entre você e seus instintos sexuais naturais. O Capítulo 6 discute detalhadamente como fazer isso; se necessitar de reforço, revisite este capítulo de tempos em tempos.

Algumas vezes a parte difícil é permitir-se ficar suficientemente estimulada. Muitas das mulheres que temos visto em nossa prática nunca se sentiram completamente excitadas. Isso não é incomum, visto que muitas de nós fomos instruídas a "desligar" até casarmos ou ficarmos mais velhas. Depois de todos esses anos de repressão, nem sempre é fácil nos ligarmos novamente. Na primeira tentativa talvez se sinta estranha ou esquisita. Continue lembrando que não existem sensações certas ou erradas. Embora você possa sentir-se pouco à vontade ou receosa quanto a ficar excitada, isto diminuirá com o tempo. Na verdade, com o passar do tempo, você se sentirá ótima!

Para outras mulheres a estimulação total não é problema. Seu desafio é aprender como devem se render por completo uma vez alcançado o ponto de inevitabilidade. Se você se encaixa nesta descrição, então os cinco elementos-chave seguintes a ajudarão a superar esta tendência. Sugerimos que os escreva e os deixe onde possa lançar um olhar sobre eles sempre que se sentir frustrada.

- **Respire.** Você está respirando? Respire lenta, profunda e relaxadamente. Prender a respiração a mantém tensa.

- **Estado de relaxamento.** Seu corpo está relaxado? Faça um inventário mental de sua tensão. Quanto mais se soltar, mais fácil será *relaxar até o orgasmo*. (Anita ouviu esta frase pela primeira vez de sua mentora e professora, a falecida Barbara Roberts, e ela ainda se surpreende de como uma afirmação tão simples pode ser tão efetiva.)

- **Paciência.** Você está sendo paciente consigo mesma? Muitas de nós temos um relógio interno que nos permite somente uma determinada quantidade de tempo para completar um exercício, mesmo quando ele envolve sexo. Liberte seu relógio interno e permita-se seguir um horário mais natural.

- **Harmonia interior.** Certo, seu objetivo consciente é experimentar o orgasmo simultâneo, mas uma parte interna de você a está refreando? Aprender novas coisas ou desafiar o *status quo* pode ser amedrontador. Ser corajosa não é ser destemida; é sentir o medo e continuar de qualquer forma. Seja corajosa! Você é uma pioneira entrando num novo território.

- **Fala interior.** Conseguimos o pleno funcionamento quando nossa fala interior é amorosa e não-crítica. Esteja ciente de suas falas internas e continue tornando-as positivas e afirmativas.

♀ Exercício ♂
O Foco Sensório a Serviço do Orgasmo Múltiplo

Quando estiver pronta para começar a exploração do orgasmo múltiplo, reserve um tempo e um lugar onde possa ficar sozinha por mais de uma hora. Para as mulheres, uma das chaves para ter orgasmos múltiplos é despender muito tempo excitando-se e permanecendo excitada sem chegar ao clímax. Se você ultimamente não tem se sentido muito sexual ou não tem muito tempo para isso, é importante que não se pressione. Deixe suas sensações emergirem como elas são.

Antes de Começar Prepare o cômodo trancando a porta, desligando o telefone e fazendo o que for necessário para não ser perturbada. Você talvez queira se animar com música sedutora e velas ou incenso. Ou experimente ler um pouco de literatura erótica. Você sabe o que realmente a excita? Não rejeite a literatura erótica se ainda não a experimentou.

Se não estiver conseguindo relaxar e esquecer o dia, comece com um dos exercícios progressivos de relaxamento nos Capítulos 3 e 4. Se você já for uma veterana, respire profunda e relaxadamente algumas vezes até se sentir concentrada e aberta. Quando estiver pronta, faça uma respiração sinalizadora.

Orgasmo Simultâneo

O Exercício Use suas mãos para explorar e excitar-se do modo como gosta mais. Concentre-se em suas sensações — esteja presente no aqui e agora. Se sua mente vagar, distanciando-se das sensações, traga-a de volta tantas vezes quantas precisar. À medida que acaricia seus seios, estimula seu clitóris e atinge um alto nível de excitação, continue respirando profundamente e relaxando mais e mais.

Permita-se render-se às sensações. Quando sua excitação chegar ao nível 7 ou 8, contraia o músculo PC ou pare a estimulação por alguns momentos para trazer sua excitação de volta ao nível 4 ou 5. Respire lenta e relaxadamente ao mesmo tempo.

Comece a estimulação novamente, alcançando picos em 7 ou 8, pare e deixe sua excitação cair para o nível 5 ou 6. Dessa forma, você está aprendendo a prolongar sua excitação sem ficar demasiadamente sensível e sentir-se satisfeita. Continue concentrada em sua excitação e na resposta de seu corpo. Sufoque-se com atenção amorosa.

Depois de alcançar picos por algum tempo, prepare-se para desenvolver o clímax. Talvez deseje fantasiar sobre seu parceiro penetrando em você, inúmeras vezes, ou sobre ser um *voyeur* observando outros casais em abraços eróticos, como leu na literatura.

Diferentemente dos exercícios anteriores, desta vez quando você se sentir próxima ao orgasmo, relaxe seu PC completamente. Não o contraia. Sinta sua resposta orgástica.

Depois do clímax, respire lenta, profunda e relaxadamente. Conscientize-se do que está sentindo e de seu nível de excitação global.

Se sentir que está sensível demais para receber estimulação sexual direta novamente, espere alguns momentos. (Se estiver altamente sensível, veja a Variação do Pico, alguns parágrafos adiante.) Se não, comece a acariciar-se novamente e repita o processo acima até chegar ao orgasmo.

Aqui estão variações gratificantes que você talvez deseje tentar nesta ou em sessões posteriores.

Variação da Auto-reflexão Se você gosta de imagens visuais, acaricie-se em frente a um espelho de tamanho natural. Observe como seu corpo e sua vagina mudam com a excitação e o clímax. Observe como fica corada de desejo e como estar consciente desse desejo pode excitá-la ainda mais.

Variação da Contração do PC Em vez de relaxar o músculo PC antes do orgasmo, tente contraí-lo. Experimente com uma contração longa e intensa e algumas suaves. Algumas mulheres acham que isto aumenta sua resposta sexual.

Variação do Pico Se estiver muito sensível para ser tocada depois de um orgasmo, tente alcançar picos em níveis mais baixos antes de desenvolver o grande clímax ou vários picos pequenos em rápida sucessão. (Ensinamos aos homens como fazer algo similar para que não tenham ejaculação precoce.)

Para alcançar picos, deixe sua excitação aumentar até o nível 7 ou 8, em seguida contraia o músculo PC ou pare a estimulação até que a excitação baixe para o nível 4 ou 5. Respire lenta e relaxadamente. Em seguida comece a estimulação novamente, alcançando picos no nível 7 ou 8, parando e diminuindo até o nível 5 ou 6. Assim prolonga sua excitação sem ficar muito sensível. Divirta-se e desfrute das ondas de excitação.

Quando estiver pronta para o clímax, não se imponha quaisquer restrições enquanto relaxa para o orgasmo. Não o force ou pressione, apenas observe o que acontece. Após um certo tempo, você "saberá" o que fazer para intensificar seu prazer.

Quando começar a ter orgasmos múltiplos, não se esquecerá de como fazer para tê-los. O cérebro e o corpo têm uma memória incrível. Confie em si mesma para ser capaz de repetir o processo. E não se esqueça de relembrar, em sua vida cotidiana, os cinco pontos-chaves que listamos acima.

Desfrutando Orgasmos Múltiplos com Seu Parceiro

Quando você sentir confiança em sua habilidade para ter orgasmos múltiplos sozinha, prepare-se para que isso também ocorra junto com seu amante. A experiência solitária é sexualmente poderosa, mas com um amante torna-se verdadeiramente mágica. Se vocês ainda não tiveram orgasmos múltiplos, preparem-se para esta experiência marcante.

Caso você se sinta vulnerável e necessite ter a confiança renovada, diga-o ao seu parceiro. É difícil fazer estes exercícios se não se sentir amada e respeitada ou amando e respeitando seu parceiro. Se estiver aborrecida com ele, espere e resolva o assunto antes deste encontro íntimo. Pode ser impossível "engrenar" se algum de vocês estiver aborrecido no relacionamento.

♀ Exercício ♂
Praticando com Seu Parceiro

Combine com seu parceiro um horário em que estará relaxada mas não cansada. Dedique alguns momentos para estabelecer a disposição de espírito e o ambiente. Verifique se a temperatura está confortável. Dispam-se, caso isto os excite.

Diga a seu parceiro que você precisa que ele seja o parceiro ativo durante este exercício.

O Exercício Estabeleça intimidade e excitação acariciando seu parceiro no modo do foco sensório. Deite-se confortavelmente de costas, com seu parceiro sentado de frente para você, suficientemente próximo para tocar e acariciar sua vagina. Faça uma respiração sinalizadora e deixe seu corpo saber que está pronta para começar. Em seguida seu parceiro começa a lhe dar prazer, com carícias e estimulação manual ou oral. Relaxe, respire e concentre-se.

Se desejar, mostre a ele exatamente como gostaria de ser tocada. Lembre-se de que ele não é responsável pela sua excitação — você é. Se houver algo que deseja que ele faça ou não, deve fazer com que ele saiba.

Abandone seu corpo ao prazer que está recebendo. Deixe sua excitação subir a um pico elevado e agradável. Quando atingir o nível 8 ou 9, tenha o orgasmo ou pelo menos mantenha o nível. Em seguida, respire bem e profundamente.

Neste ponto, muitas mulheres gostam de beijar, abraçar e conversar intimamente. Quando sua excitação diminuir, permaneça concentrada em seu prazer. Não permita que sua mente mude de foco e não se concentre em agradar seu parceiro. Visto que a maioria das mulheres não precisa de um longo período refratário, seu parceiro pode começar de novo a acariciá-la sensualmente. Faça com que ele comece suavemente e observe que tipo de toque você prefere agora — suave ou forte, lento ou rápido.

Repita este processo quantas vezes desejar, chegando a um clímax completo ou alcançando picos em níveis de excitação mais baixos.

O mais importante é ter paciência consigo mesma e com seu parceiro. Seja sensual durante todo o tempo deste exercício. Talvez queira fazer este exercício várias vezes para desenvolver sua capacidade orgástica e descobrir o toque e o ritmo que melhor funcionam para você.

♀ Exercício ♂
Orgasmos Múltiplos durante a Relação Sexual

Este exercício é igual ao anterior mas realizado com seu amante durante a relação sexual. Ele precisará ser capaz de alcançar o pico e de controlar sua ejaculação para "resistir" a este exercício (sugira o Capítulo 5 caso ele já não tenha trabalhado o programa). Por sua vez, ele pode combinar estimulação manual e oral na relação sexual, assim não se excita demasiadamente. Visto que este exercício é para você, passe tempo suficiente concentrando-se em seu prazer. Deixe que ele seja responsável pelo prazer dele.

Se você se sentir distante da realidade dos orgasmos múltiplos nas primeiras vezes em que experimentar este exercício, tente a abordagem do Finja até Conseguir (ver Capítulo 6), no qual você age como se tivesse um orgasmo quando começa a sentir seu nível de excitação mais alto. Primeiro diga a seu parceiro o que você fará, dessa maneira ele pode ajudá-la. Aja com o tipo de confiança que teria se tivesse orgasmos múltiplos todos os dias. Normalmente, fingir e praticar ajuda seu corpo a aprender, e o que começa como orgasmos falsos desencadeia os que se tornam reais.

♀ Exercício ♂
Peça Mais Apoio a Seu Parceiro

Lembra quando dissemos que você é responsável por seu próprio orgasmo? Bem, está correto, mas é muito bom ter um pouco de auxílio de seu parceiro.

No decorrer deste programa, você descobriu e desenvolveu seu próprio estilo sexual, então agora é um bom momento para pedir o que deseja — e conseguir o que precisa. Qual é seu estilo sexual? Você gosta de romance? Agrada-lhe ser seduzida? Você gosta de uma abordagem rude e direta? Há diversos meios pelos quais seu parceiro pode ajudá-la no seu empenho sexual e prolongar seu prazer para que você experimente estimulação suficiente para desenvolver uma maravilhosa série de orgasmos.

As técnicas seguintes são algumas de nossas favoritas. Experimente-as e veja quais gosta mais.

- **Estabeleçam a disposição de espírito juntos.** Se vocês combinam bem, ele provavelmente fica excitado na mesma atmosfera que funciona para você, então entregue-se. Ou crie um cenário que ele nunca teria imaginado e veja o que acontece! Talvez suas preferências sejam por música suave e banhos de espuma. Talvez vocês gostem mais de *rock* barulhento e luzes estroboscópicas. O que escolher não importa — somente tenha certeza de que é algo que ambos gostem.

- **Peça uma conversa romântica.** Agrada-lhe quando ele diz o quanto gosta de tocá-la? Deixe que ele saiba (ofereça uma recompensa se ele não estiver disposto a fazer isto). Se ele é do tipo forte e silencioso, não hesite em dar primeiro algumas instruções ou algum tipo de treinamento. Alguns homens não sabem pensar dessa forma. Nunca lhes ensinaram e isso não aparece naturalmente.

- **Diga a ele que você deseja que ele rosne e use linguagem chula.** Você gosta de saber o que ele deseja de você, o que vai fazer com você ou o que o excita? Se gosta, faça com que ele o saiba. O que você considera erótico? Como pode inspirá-lo a satisfazer seus desejos desta forma?

- **Leve-o para um "passeio de toque" em seu corpo.** Mostre a ele o que você gosta e onde gosta. Carícias suaves, beijos leves, um forte aperto — tudo pode ser bom em momentos diferentes, de formas diferentes. Quando ele souber, pode incorporar os tipos de toque que particularmente a excitam!

- **Ajuste a iluminação.** Diminuir as luzes a torna mais amorosa ou você gosta da energia de um olhar para o outro? Aprecia a intensidade suave da luz de vela ou o aveludado do luar? Acenda sua luz do amor do modo como gostar mais.

Está tendo algumas idéias? Há um número infinito de meios pelos quais você pode tornar o ato sexual uma experiência completa, sensualmente rica para si mesma. Lembre-se somente de expressar suas necessidades de um modo positivo e convide seu parceiro para o processo. Se ele se sentir desinformado e desorientado, não estará com boa disposição para agradá-la, e você pode até mesmo lamentar ter pedido.

O Orgasmo Múltiplo para os Homens

Incontáveis homens invejam a habilidade das mulheres para ter orgasmos múltiplos. A maioria dos homens sente que a excitação se desenvolve de maneira constante até o ponto da inevitabilidade, em seguida uma sensação poderosa e intensa do orgasmo durante a ejaculação e fim. Se um homem deseja chegar ao orgasmo novamente, deve esperar o fim de seu período refratário (intervalo fisiológico de tempo entre as ereções), desenvolver outra ereção e começar todo o ato sexual novamente. Os períodos refratários variam de minutos a um dia ou mais. Alguns homens conseguem manter ao menos uma ereção parcial depois da ejaculação e continuar os movimentos enquanto desenvolvem outro orgasmo. Poucos homens, por conta própria, descobrem como experimentar a intensamente agradável sensação do orgasmo sem ejaculação ou sem perda de ereção. Mas para a maior parte dos homens, separar o orgasmo da ejaculação requer instrução e prática.

Primeiro vamos esclarecer a diferença entre orgasmo e ejaculação e a razão desta ser importante. A maioria das pessoas acredita que são a mesma coisa mas, na verdade, são eventos separados, que normalmente ocorrem simultaneamente. Para ter orgasmos múltiplos, um homem deve aprender a "separar" o orgasmo da ejaculação.

Uma ejaculação é simplesmente o crescimento e a libertação da tensão sexual localizada diretamente na área genital: depois de suficiente estimulação atinge-se o ponto de inevitabilidade, quando o homem sente uma agradável sensação pulsante e de bombeamento à medida que o sêmen é expelido. Um orgasmo, por outro lado, é o crescimento e a liberação da tensão através de todo o corpo, acompanhada por espasmos incontrolados, sons guturais, batidas cardíacas e respiração rápidas. Ainda que seja típico ter o orgasmo e a ejaculação ao mesmo tempo, é também possível ter um orgasmo sem ejaculação (e vice-versa).

Os homens perdem a ereção e entram no período refratário somente como resultado de uma ejaculação — não do orgasmo. Assim, se você tiver um orgasmo sem ejaculação, sua ereção continuará. Isso faz sentido num contexto evolucionário: a ejaculação propaga as espécies, não o orgasmo. Este processo de orgasmos não-ejaculatórios pode prosseguir indefinidamente até ocorrer uma ejaculação ou você simplesmente decidir parar.

A habilidade para distinguir entre orgasmo e ejaculação e experimentá-los separadamente requer uma elevada consciência de seu nível de excitação e um bom controle do músculo PC. Uma vez adquirido suficiente domínio do seu PC para controlar quanto tempo consegue "resistir", você pode aprender a usá-lo para separar o orgasmo da ejaculação — e quando fizer isto, os orgasmos múltiplos também serão seus! Se estiver fazendo fielmente os exercícios de pico e exercitando diariamente seu músculo PC, deve conseguir identificar seus vários níveis de excitação numa escala de 1 a 10. Para aperfeiçoar a sincronização necessária para os orgasmos múltiplos, você precisa conhecer sua fisiologia.

A ejaculação masculina ocorre em duas fases: emissão e expulsão. Estas duas fases ocorrem muito próximas uma da outra, o processo completo levando apenas uns poucos segundos. Durante a emissão o sêmen se move dos testículos para o pênis através de um tubo chamado *vas deferens* (canal deferente), enquanto os músculos próximos à próstata começam a espasmar. O sêmen acumula-se numa área da base do pênis chamada bulbo uretral. Durante a expulsão o músculo PC espasma ritmicamente, empurrando o sêmen para cima e para fora através do pênis. Geralmente é um processo involuntário, mas com seu recentemente descoberto controle do músculo PC, isso pode se tornar voluntário. Controlando a fase de expulsão, você pode experimentar as sensações do orgasmo — coração acelerado, respiração profunda, espasmo muscular, sentimento de libertação — sem ejacular. E repetidas vezes.

Os exercícios seguintes o ajudarão a praticar e aperfeiçoar a sincronização para orgasmos múltiplos. Lembre-se, seja paciente enquanto estiver aprendendo. Quando o conseguir, não se esquecerá mais. Você somente melhorará com o tempo, conforme for afiando e refinando sua técnica. À medida que seu corpo se acostumar a este novo prazer, os orgasmos múltiplos se tornarão mais fáceis e mais agradáveis.

♀ Exercício ♂
Consciência da Ejaculação Sozinho

Este primeiro exercício é similar aos de pico, exceto que há uma ênfase diferente no ponto da ejaculação.

Este exercício exige um tempo relativamente longo, sem quaisquer possíveis distrações. Respire profundamente para relaxar e concentrar-se. Quando se sentir confortável e relaxado, leve seu foco para a satisfação de si mesmo. Você provocará um alto nível de excitação, alcançando, durante o percurso, picos usando o músculo PC. Seja paciente consigo mesmo.

O Exercício Comece acariciando seu pênis como preferir, usando bastante lubrificação. Lembre-se de não parar de respirar! Alguns homens tendem a prender a respiração quando começam a ficar excitados.

Desenvolva sua excitação até o nível 6, em seguida contraia o músculo PC para alcançar o pico. Continue estimulando-se enquanto faz a contração do PC.

Deixe sua excitação crescer até níveis bem elevados, usando o PC para controlá-la. Você já fez isto antes, assim deve conseguir relaxar, concentrar-se e desfrutar. Alcance o pico várias vezes e, quando chegar ao seu nível de excitação mais elevado, preste bastante atenção a seu corpo, assim pode experimentar a ejaculação de um modo diferente, mais focalizado que o habitual. Você estará sentindo a emissão e expulsão, os diferentes estágios da ejaculação.

Quando alcançar o ponto onde o orgasmo é inevitável, pare de se acariciar, abra os olhos e concentre toda a sua atenção nos órgãos genitais. Respire profundamente e ejacule. Não faça nada; apenas deixe que aconteça. Veja se consegue sentir o sêmen acumulando-se na base de seu pênis. Sinta seu músculo PC quando ele começa a espasmar. Tente sentir o sêmen movendo-se através de seu pênis.

Interrompendo as carícias no momento certo, você pode fazer com que a ejaculação pareça durar mais do que realmente dura. Conhecendo as nuances do processo, você experimenta algo como uma deformação no tempo. Deve ser capaz de ver que mesmo tendo alcançado o ponto sem volta, ainda há tempo para interromper a expulsão do sêmen se desejar.

O próximo grupo de exercícios explicará como usar o músculo PC para fazer exatamente isto.

♀ Exercício ♂
Consciência da Ejaculação com Sua Parceira

Antes de começar este exercício, agrade sua parceira com uma massagem sensual ou carícias excitantes. Ambos devem estar relaxados, prontos e com privacidade ininterrupta.

O Exercício Você se deita de costas e a parceira acaricia seus órgãos genitais. Enquanto ela o acaricia, alcance diversas vezes picos com níveis em torno de 5 e 6. Dê um *feedback* à sua parceira, assim ela pode diminuir e intensificar as carícias à medida que você alcança picos. Após sua excitação alcançar vários picos, sua parceira deita-se de costas com as pernas dobradas e afastadas enquanto você se posiciona entre elas.

Pare por um momento, respire profundamente e relaxe. Insira seu pênis e comece a se movimentar lenta e agradavelmente. Sinta seus movimentos e os de sua parceira. Alcance o pico novamente, levando-se a altos níveis. Use seu músculo PC para "resistir" e controlar a excitação. Quando chegar ao ponto da inevitabilidade, você e sua parceira param de se movimentar — completamente.

Abra os olhos, respire profundamente, permaneça imóvel e concentre-se. Tente sentir o sêmen se acumulando na base de seu pênis. Sinta o músculo PC espasmar. Observe a sensação de erupção à medida que o sêmen é empurrado através de seu pênis.

A maioria dos homens continua com os movimentos durante o orgasmo, por isso, parar para se concentrar nas sensações durante a ejaculação é algo novo. Parece que sua ejaculação durou alguns segundos a mais do que na realidade? Você talvez se surpreenda com as sensações que experimenta. Não é incomum sentir-se desorientado ou fora do corpo. Muitos homens descrevem a sensação como um estado alterado de consciência.

Pratique muitas vezes este e o exercício da Consciência da Ejaculação Sozinho até aprender a se conscientizar das fases de emissão e expulsão da ejaculação com segurança. Quando se sentir familiarizado e confiante, está pronto para prosseguir para os próximos exercícios — e os orgasmos múltiplos que eles trarão!

♀ Exercício ♂
Orgasmo Múltiplo Sozinho

Neste exercício, você juntará tudo que sabe sobre seu corpo com a habilidade e controle sexual para desenvolver seu prazer, experimentar o orgasmo sem emissão e então experimentá-lo com emissão.

Antes de começar este exercício, garanta sua privacidade, respire profundamente e concentre-se. Esteja alerta mas relaxado.

O Exercício Deite-se de costas ou sente-se numa cadeira confortável e comece uma carícia genital de foco sensório. Desenvolva sua excitação alcançando algumas vezes picos em níveis baixos como 4, 5 e 6.

Após alguns picos de nível baixo, suba para picos mais altos. Em vez de usar o lento estilo da carícia do foco sensório, comece a acariciar seu pênis rápida e intensamente, elevando seu estímulo até o nível 8.

Quando alcançar o nível 8, contraia o músculo PC tão fortemente quanto puder, respire profundamente e abra os olhos. Diminua as carícias e deixe que a excitação diminua um pouco.

Agora comece rápido e forte mais uma vez, tendo como objetivo um pico um pouco acima do nível 8. Quando conseguir, contraia novamente o PC com bastante força, abra os olhos e respire profundamente.

Diminua de novo as carícias, mantenha a respiração lenta e deixe sua excitação baixar. Repita este processo de acariciar-se com rapidez até alcançar picos de nível 9 e um pouco acima. Em seguida, acaricie-se intensamente até chegar ao ponto de inevitabilidade (9,9).

Quando chegar a este ponto, diminua os toques e contraia o músculo PC de acordo com seu método preferido. Abra os olhos e respire profundamente. Continue com o toque à medida que contrai. Você pode ter a sensação de iminente orgasmo mas sem ejaculação se a contração do PC for suficiente e no momento certo. Você notará que embora tenha tido um orgasmo, ainda tem sua ereção e se sente pronto para mais excitação. Se não funcionar nesta oportunidade, pratique outras vezes. Há muitas coisas para coordenar e isto requer uma sintonia fina. Quando você finalmente conseguir, nunca mais esquecerá. É como aprender a andar de bicicleta.

Agora deixe seu orgasmo terminar e respire. Deixe sua excitação cair alguns níveis e respire profundamente. Toque em seu pênis levemente para manter a ereção. Continue assim, meio lânguido, por algum tempo.

Quando estiver pronto para recuperar o ritmo novamente, acaricie-se rápida e fortemente para levar-se além do nível de excitação 9. Desta vez prossiga até o limiar. Não tente parar. Não contraia o PC. Deixe-se explodir num orgasmo completo com ejaculação.

É isto — você agora é um homem multiorgástico! Repita este exercício várias vezes para fixar o ritmo e a técnica que melhor funcionam para você antes de ir para o próximo passo. Seja paciente e vá com calma.

♀ Exercício ♂
Orgasmo Múltiplo com Sua Parceira

Este exercício leva algum tempo e não pode ser feito com pressa, então assegurem-se de ter ao menos uma hora, ou mais de preferência, de tempo tranqüilo e ininterrupto. Você alcançará picos no decorrer da relação sexual mas de um modo muito diferente dos exercícios anteriores, usando movimentos rápidos e vigorosos sem gastar muito tempo entre picos. Este exercício é muito intenso e exige energia e concentração. É crucial que sua parceira pare de se mover quando você parar.

O Exercício Comece agradando sua parceira, em seguida deite-se confortavelmente de costas enquanto ela começa a acariciá-lo de maneira sensual. À medida que ela explora seus órgãos genitais, continue relaxado, concentrando-se nas sensações agradáveis e no aumento de sua excitação. Deixe que ela o acaricie para seu próprio prazer, com seus dedos, palmas das mãos, boca ou lábios.

Quando sua excitação aumentar, alcance seu primeiro pico em torno do nível 4 e contraia o músculo PC para diminuir a excitação. Alcance novo pico no nível 5, diminua, alcance no nível 6 e então diminua novamente.

Agora, troque de posição com sua parceira. Ela deita-se de costas com as pernas para cima e joelhos dobrados. Apóie-se sobre seus próprios joelhos e coxas entre as pernas da parceira.

Insira seu pênis e comece a movimentar-se suavemente, depois aumente rapidamente o ritmo. Faça movimentos profundos e fortes até sua excitação alcançar o nível 8.

Diminua um pouco seus movimentos e contraia o PC. Sua parceira também deve parar de se mover. Abra os olhos e respire profundamente. Permita que sua excitação diminua um pouco.

Comece novamente com movimentos calmos e relaxados. Faça seu nível de energia subir e comece a se movimentar mais forte e mais rápido. Quando ultrapassar um pouco do nível 8, movimente-se mais lentamente enquanto faz as contrações do PC. Novamente abra os olhos e respire profundamente. Deixe sua excitação baixar.

Prepare-se para continuar. Movimente-se forte e rápido, até o nível 9. Quando sentir que o orgasmo está próximo, diminua e contraia. Abra os olhos e respire profundamente. Diminua a excitação um nível.

Espere um momento e em seguida continue. Ultrapasse o nível 9 e faça a rotina de diminuir o ritmo-contrair-respirar. Nos níveis elevados você talvez observe que precisa contrair com mais força e respirar mais profundamente para manter o controle. É importante que sua parceira pare de se movimentar tão logo você o faça.

Agora para o final! Após momentaneamente descer do pico mais alto, prossiga mais uma vez até o ponto de inevitabilidade. Seu alvo é aquele ponto entre emissão e expulsão. Quando o alcançar, continue concentrado, sintonizado à força de seu poder sexual. Neste momento o tempo parecerá se esticar.

Quando atingir o ponto 9,9, diminua o ritmo, contraia, respire e abra os olhos. Agora já pode experimentar seu primeiro orgasmo sem ejaculação durante a relação sexual! Você pode repetir tudo isso ou prosseguir para um orgasmo ejaculatório. É claro, você pode simplesmente escolher parar; não há lei que o obrigue a ejacular durante a relação sexual.

Diminua descansando com alguns impulsos lentos e suaves. Os movimentos lentos o ajudarão a manter a ereção. Não se preocupe se sua ereção perder um pouco de rigidez. Voltará logo.

Depois de um breve descanso, acelere a intensidade de seus movimentos. Desta vez, deixe a excitação precipitar-se à frente — não a detenha, somente impressione-se com a profundidade e o poder atuais. Deixe que o leve ao limite de outro orgasmo, completo, com a poderosa ejaculação.

Você consegue ver como atos de amor iguais a este produzem orgasmos simultâneos? Com todos esses movimentos e interrupções, possivelmente sua parceira também alcançou os picos, aproximando-se cada vez mais de seu próprio orgasmo.

• • •

Todos estes exercícios parecem ótimos, não? Você pode achar, no entanto, que são mais fáceis de ler do que de fazer — no começo. Primeiro, você pode ter tido um orgasmo "parcial" ou sentir como se tivesse falhado completamente. Talvez, durante o primeiro orgasmo, você tenha tido uma ejaculação parcial. Ou, depois de ter um orgasmo, considerou difícil ter mais outro. Não se desespere. Tudo que vale a pena ter, vale a pena ser trabalhado, certo? Praticamente todos que usam estes métodos, e realmente os desejam, têm orgasmos múltiplos. Alguns homens pegam o jeito logo de início mas a maioria precisa de muita prática e *paciência*.

Os orgasmos múltiplos também exigem experimentação e adaptação das técnicas para se ajustarem ao seu estilo individual. Você pode achar que precisa ou que gostaria de fazer alguns ajustes para si mesmo. Por exemplo, uma contração longa e forte do PC ou várias suaves talvez funcionem melhor para você. O tempo da contração em relação aos movimentos também pode fazer diferença. Alguns homens preferem quando impulsionam para dentro, outros preferem quando estão puxando o pênis para fora e outros pouco antes da reversão, quer profundamente na cérvice, na abertura vaginal ou em algum lugar entre os dois.

Seja como for, mantenha uma atitude positiva e divirta-se. Lembre-se, tudo isso é sobre melhorar algo de que você já gostava! Aqui vai outra nota encorajadora: quando tiver êxito, será mais fácil — automático, alguns dizem. Seu corpo se torna condicionado a responder a esta nova atividade. A "memória muscular" ajuda a aprender a rotina. E quando isto se tornar mais fácil de alcançar com menos esforço, o prazer pode ser inacreditável, nada menos que profundo. Nosso amigo *Max* descreveu as sensações que experimentou durante os orgasmos sem ejaculação: "Sinto-me elétrico. Como um raio de eletricidade correndo através de meu corpo."

Prazeres após o Sexo

Partilhar o processo de aprender como ter orgasmos múltiplos é um esforço íntimo. Experimentar seus próprios orgasmos múltiplos e os de sua amante pode ser profundamente significativo, de maneiras que nunca teria esperado. O que vocês pensam a respeito? Estão prontos para dormir logo depois ou desejam conquistar o mundo? Deseja enroscar-se em sua parceira ou está demasiadamente satisfeito para mais toques? As reações das pessoas podem diferir muito e até mesmo de suas experiências orgásticas anteriores. Vocês podem se sentir sincronizados um com o outro ou completamente separados. Ambas as reações são normais.

Se você ou sua parceira consideram qualquer destas atividades de algum modo perturbadoras, meditem bastante sobre a razão. Há algo acontecendo internamente de que precisam ficar mais conscientes? Existem proibições ocultas sobre sentir tanto prazer? Você não consegue soltar-se completamente ou soltar-se com sua amante? Não se pressione nem pressione a parceira para continuar com os exercícios até resolverem as coisas que os deixam desconfortáveis.

Não se pressione para ter um bom desempenho. Seu corpo é uma máquina magnífica. Tem uma memória inacreditável, especialmente quando realmente gosta de algo. Confie em si mesmo para chegar lá — onde quer que seja — quando estiver pronto e disposto.

Enquanto isso, mesmo se não estiverem fazendo tudo perfeitamente da primeira vez (além disso, quem faz?), vocês podem ser um grande apoio um para o outro. Um abraço e um beijo encorajadores são de grande ajuda para terminar com o nervosismo ou a pressão. Digam um ao outro o quão pacientes estão dispostos a ser. Nunca será demais repetir como estas experiências são especiais para seu relacionamento ou como vocês se amam. Vocês podem se sentir vulneráveis nestes momentos. É reconfortante saber que sua parceira tem o maior respeito para com seus sentimentos. Este é um longo processo. Não se esqueçam de se divertir.

Parte Três

Intensificando o Vínculo

Capítulo 8

E Agora, o Momento Que Vocês Esperavam

Lorde Illingworth: O Livro da Vida começa com um homem e uma mulher num jardim.
Sra. Allonby: E termina com as Revelações.

— Oscar Wilde, *Uma mulher sem importância*

Toda preparação está feita. Sua disposição mental, seu preparo físico e sua determinação emocional estão exercitados e estabelecidos. Agora tudo vai se juntar. E com calma. É claro que serão necessários sintonia fina, bom humor e vontade, mas acontecerá. Por quê? Porque você mereceu o direito disso acontecer. Também progrediu o suficiente para usar nossas sugestões a respeito de estimular a experiência do orgasmo simultâneo usando-o como catalisador para sua própria criatividade e singularidade.

Então, talvez pergunte, como é possível que este capítulo, o que finalmente nos diz como conseguir o orgasmo simultâneo, seja mais curto que todos os anteriores? É possível porque, neste ponto, você somente precisa apontar e disparar.

Se você acompanhou o programa até aqui e praticou os exercícios, sinta-se realmente bem consigo mesmo por um momento. Reflita nas mudanças que experimentou desde que começou este processo. Se não acreditava ser realmente possível tornar sua vida sexual cada vez melhor, apostamos que agora está convencido! Notou que diferença os exercícios do PC fazem? Se não os está mais fazendo diariamente, volte a fazê-los. Então preste muita atenção a como suas sensações se aprofundam quando faz amor. Apreciar esses efeitos agradáveis pode ajudá-lo a se lembrar de incluí-los em sua rotina diária.

Observe também o que aconteceu com seus níveis de confiança e sua ânsia em dispor de tempo para intimidade com a pessoa amada. Muita coisa boa pode vir depois de completarem os exercícios individuais e em parceria dos capítulos anteriores. Se sentir que suas habilidades básicas ainda precisam ser mais trabalhadas, não há necessidade de pressa. Leve quanto tempo precisar, repetindo os exercícios individuais e em parceria dos capítulos anteriores até estar sexual e intimamente satisfeito e pronto para a próxima área. O principal objetivo deste programa é proporcionar-lhe as habilidades — física, sensual, emocional e mental — para realizar o êxtase intenso que a união sexual tem a oferecer. Mas *você* as chama como e quando forem adequadas a você e a seu relacionamento.

A Delicada Arte do Pairar e do Disparo

Quando vocês tiverem confiança na habilidade de modular a excitação, "resistir" quanto tempo desejarem durante a relação sexual e alcançar o orgasmo, estarão prontos para aprender as habilidades finais da sutileza sexual que deixarão o orgasmo simultâneo ao seu alcance. Estas habilidades não têm nomes técnicos, mas nós as chamamos de "pairar" e "gatilho". Para todos os propósitos práticos, pairar equivale ao já conhecido e praticado conceito denominado manutenção de nível.

Para experimentar os orgasmos simultâneos deliberados, vocês precisam saber como pairar em estonteantes auges de excitação até estarem prontos para o orgasmo e como desencadear a irrevogável explosão de orgasmo em si mesmo ou no outro. Quando falamos em pairar, nos referimos à habilidade de manter-se naquele intenso limiar de excitação. Se vocês vão chegar ao orgasmo juntos, ambos devem estar à beira ou perto daquele limite sensível. Pairar também lhes permitirá prolongar os prazeres do ato sexual. Outra ocasião em que este treinamento vem a calhar é quando um de vocês atinge o auge antes do outro e deseja esperar enquanto o outro o alcança. De modo geral, descobrimos que as mulheres conseguem pairar em altos níveis de excitação com mais facilidade que os homens.

Gatilho é quando a chama da excitação atinge a dinamite do orgasmo. Quando vocês chegam àquele ponto onde um parceiro está prestes ao orgasmo e ambos sabem que gostariam de alcançá-lo juntos, podem fazer uma destas duas coisas: o parceiro que está mais próximo do clímax pode disparar o outro ou quem ainda não está perto pode empregar um gatilho interno para desencadear seu próprio orgasmo. Não se sintam intimidados pelo conceito de disparo — estamos falando das pequenas coisas que vocês já fazem (ou dizem) para se levarem ou o outro ao limiar. Quanto mais souberem sobre o que excita o parceiro e a si mesmos, mais poderão ajudar um ao outro.

Pairando nas Alturas do Prazer

Pairar e disparar pode ser como andar numa montanha-russa. Lembra-se de como é? Você começa andando devagar, vendo o cenário e saboreando a alegria do passeio. Em seguida uns rápidos mergulhos aqui e ali prendem sua atenção e geram antecipação quanto ao que está à frente. Você desenvolve ímpeto, transpondo selvagens subidas e descidas e então é lançado numa consciência intensa das sensações em seu corpo. À medida que os sentimentos se intensificam, você se encontra subitamente descendo e subindo em emocionantes torções e curvas e talvez até mesmo em *looping*! Você agarra-se à sua querida vida e sente-se à beira da completa dissolução — ou rodopiando rumo ao espaço. As emoções são estonteantes. Quanto mais você consegue suportar?

Então, num resplendor de sensações, o clímax se aproxima. O tempo torna-se mais lento; você está completamente ciente de suas sensações internas, assim como as da pessoa amada. Poderia escolher ir mais rápido e fazer sozinho a estonteante ascensão final. Mas, ao contrário, vocês se agarram um no outro. Juntos, como um só, são lançados no furacão do orgasmo numa grande explosão de som, sensação e energia. Com a liberação, tudo diminui de ritmo, trazendo contentamento, exaustão e uma doce paz.

Se você se recorda dos exercícios de pico, manutenção de nível e orgasmo múltiplo, grande parte disso deve ser familiar. Agora, estão prontos para pensar a respeito do seu ato sexual, introduzindo a possibilidade de transpor o limiar para os abismos do êxtase a dois. Quando fizerem isso, descobrirão que o prazer não é apenas dobrado — ele aumenta exponencialmente! É onde toda sua prática e sintonia fina se reunirão.

A idéia parece de alguma forma intimidadora para um de vocês ou para ambos? Antes de prosseguir para o prazer, recomendamos que os casais marquem um encontro para o ensaio final. Ensaios finais são oportunidades tranqüilas para trazer todos os talentos ao palco sem a pressão para um desempenho perfeito. Eles reforçam sua atitude positiva, com a conseqüente sensação de realização que vem com o sucesso, de forma que seu objetivo fica mais fácil de ser atingido. Outro exemplo pode ser encontrado na terapia, onde os terapeutas elevam a autoconfiança das pessoas fazendo com que imaginem como uma pessoa confiante se sentiria e agiria, e depois fingem estar confiantes. Agindo assim, aprendem *como ser* confiantes, e a verdadeira confiança logo surge. Em virtude da dinâmica mente-corpo, os ensaios têm o poder de produzir uma mudança interna verdadeira. Os estudos têm mostrado que as pessoas que sorriem e fingem ser felizes logo começam a se sentir genuinamente felizes.

É claro que as mudanças de comportamento e a emoção exigem mais que simplesmente agir de um modo recomendado. Você precisa acreditar e se transformar interiormente na pessoa que deseja ser. O fato é que percorrer todo o caminho para um comportamento desejado ajuda a melhorar suas possibilidades de sucesso.

E Agora, o Momento Que Vocês Esperavam

Então o próximo passo é estimular a experiência dos orgasmos simultâneos. Não pense que é como fingir. Em seu ensaio, você empregará todas as habilidades que aprendeu até agora para mostrar ao seu cérebro e corpo exatamente o que quer.

♀ Exercício ♂
O Ensaio Final

Para o ensaio final, marque um encontro e prepare o cenário. Não o considere um exercício, mas uma "noite na vida" de vocês dois. Comecem com as introduções usuais: Despir um ao outro ou despir-se para o outro; esfregar as costas, pescoços e pés um do outro; tomar um banho sensual; beijar e abraçar.

O Exercício Comece sua prática sexual com o pairar, primeiro a sós e depois juntos. Podem fazê-lo dando prazer a si mesmos ou um ao outro, como fizeram nos exercícios anteriores de pico e manutenção de nível (Capítulos 5 e 6). Concentre atenção amorosa aos seus órgãos genitais, desenvolvendo seu desejo e saboreando os níveis de excitação à medida que aumentam. Dêem um ao outro *feedback* e orientação quando necessário. Você deseja um nível de excitação muito alto, pairando no limite do orgasmo.

Para pairar num determinado nível, fique suficientemente próximo ao clímax, mas ainda bastante longe para manter o controle, experimentando um pouco. Aqui estão as coisas que podem tentar e que consideramos úteis:

- Mude levemente o toque usual de estimulação — um pouco mais lento ou suave, talvez. Por exemplo, tocar o clitóris um pouco fora do centro poderia manter a excitação da mulher nas alturas sem aumentá-la.

- Lembre-se de respirar, e respirar profundamente.

- Concentre-se em suas sensações. Saboreie o que está sentindo. Deixe que cada sensação seja a experiência intensa e concentrada que deve ser. Desfrute da variedade de prazeres que você sente.

- Solte-se, mantenha-se relaxado. Isto é diversão, não trabalho! Você pode estar muito excitado e ainda relaxado. Concentre-se, mas divirta-se.

A seguir, vejam se conseguem pairar durante a relação sexual. Fiquem na sua posição favorita e comecem a mover-se lenta e sensualmente. Movam-se em sincronia à medida que aceleram ou diminuem e entrem juntos no ritmo natural. Casais com relacionamentos íntimos bem definidos muitas vezes descobrem que isto ocorre quase automaticamente. Se antes não era comum, verão que acontece com mais naturalidade à medida que desenvolvem uma consciência sexual mais profunda com este programa. À proporção que dois amantes se familiarizam um com o outro, o ritmo de seus corpos começa a se ajustar e eles aprendem o estilo de cada um. Esta é uma das grandes recompensas de um relacionamento duradouro e profundamente íntimo.

Relaxe até entrar num profundo estado de prazer e, com o toque, encoraje o parceiro a fazer o mesmo. Deixe que a natureza siga seu curso, sem tentar fazer com que algo aconteça. Tenha confiança em que o aprendizado anterior os conduzirá por todo o caminho.

Quando ambos alcançam altos níveis de excitação, talvez um esteja mais próximo do orgasmo que o outro. Tudo bem. Não é necessário esperar. Quem quer que alcance o limiar primeiro, vá em frente. Deixe o orgasmo sacudir seu corpo. Abra-se a isto — e a seu parceiro.

Se você não foi o primeiro a alcançar o orgasmo, experimente vividamente o da pessoa amada como se fosse o seu. Mova seu corpo orgasticamente. Sinta seu coração bater, seus músculos espasmarem, seus pulmões arquejarem. Experimente a energia do clímax do outro através de você e deixe que esta energia os conecte.

Se você normalmente emite sons quando chega ao orgasmo, faça os mesmos barulhos. Não se surpreenda se isto realmente o enviar para seu próprio clímax. Não é raro que a simulação se torne a coisa verdadeira.

Deixem que a experiência de chegar ao orgasmo juntos se estenda além das reações físicas. Observem suas emoções. Mantenham uma vívida imagem de si mesmos experimentando um orgasmo profundo e satisfatório. Conscientizem-se do laço amoroso que os une e das dinâmicas que geram a atração de vocês. Abram suas mentes para realmente consegui-lo, mas não o façam de uma forma que erga muros entre vocês, como fantasiar. Ao contrário, estejam muito presentes no momento, permitindo-se ficar vulneráveis e acessíveis. Dissolvam-se um no outro, com uma sensação de vínculo que abrange suas verdadeiras essências.

Quando tudo terminar, reflitam como chegar juntos ao orgasmo aumenta a intensidade da liberação extática. Isto os surpreendeu? Elevou-os? Dominou-os? O que vocês tiveram é o tipo mais ardente e generoso de compartilhamento.

Depois do Ensaio Final: A Noite de Estréia

Como foi o ensaio final? Estão prontos para a coisa real ou dispostos a praticar um pouco mais? Já experimentaram o verdadeiro orgasmo juntos? Depois de um ou mais ensaios gerais, talvez queiram tentar algumas técnicas que os aproximarão ainda mais de um orgasmo simultâneo à vontade. Durante a relação sexual, quando um de vocês alcança os elevados níveis onde pairam na excitação, pode ajudar o outro.

Para o prazer da mulher:

- Tente acrescentar estimulação clitoridiana ou aumente o ângulo de penetração. A posição Intrépida Cavalgada (descrita no Capítulo 6), quando o homem inclina-se sobre a parceira, pressionando seu clitóris com o osso pubiano, faz as duas coisas muito bem.

- Penetre profundamente, atingindo o ponto G, para intensificar sua excitação e levá-la mais próxima ao clímax.

- Adicione qualquer coisa erótica: beijar, morder, lamber. As mulheres tendem a ser especialmente sensíveis a sugestões verbais. Algumas dizem que o som da voz de seu parceiro durante o ato sexual é uma das coisas que mais as excitam.

- Partilhe sua excitação. Fale de modo *sexy* e use sons para comunicar sua excitação. Excite sua parceira fazendo-a saber que a deseja muito e que ela o transportou aos píncaros da excitação.

Para o prazer do homem:

- Solte-se. Murmurar encorajamento, bater ou agarrar as costas ou nádegas de seu parceiro e puxá-lo para dentro pode aumentar sua excitação.

- Encoraje-o a ver. Os homens tendem a ser mais sensíveis à estimulação visual. Deixe que ele veja como penetra em você. Liberte suas expressões e seu corpo para comunicar o prazer.

- Ajude-o a se concentrar nos sons e cheiros do ato de amor. Isto pode realmente aumentar sua excitação assim como a dele.

Para ambos, se a pessoa amada está prestes a chegar ao orgasmo mas você ainda está ficando excitado(a), tente trocar de posição, mudar o ângulo da penetração ou mudar a velocidade ou a pressão. Isto funcionará enquanto continuar impulsionando e levando-se para mais perto do clímax.

Há muitos, muitos meios para os parceiros aprenderem a pairar e divertir-se um com o outro — tantos meios quanto casais. Comunicação, seja verbal ou não-verbal, é a chave. Vocês devem se comunicar claramente e ouvir atenta e pacientemente.

• • •

Gostaríamos de poder dizer que após uma ou duas (ou cinco, ou dez) sessões de "pairar" como esta, um grande exercício os levará juntos a um clímax empolgante — agora e para sempre. Mas a verdade é que o orgasmo simultâneo chegará de formas que são únicas para vocês e suas relações sexuais como um casal. Aprendendo a pairar por quanto tempo desejarem, chegarão a um ponto onde podem desencadear orgasmos simultâneos sempre que desejarem partilhá-los. Gatilhos orgásticos são segredos do ato sexual que vocês *já* conhecem — precisam somente redescobri-los.

Aperte Aquele Gatilho!

Um gatilho é exatamente o que parece — a ação final que o envia além do limiar. Provavelmente já conhece diversas coisas que fazem isto para você mesmo e para a pessoa amada: rápidas mordidas no lóbulo da orelha... gemer de prazer em seus ouvidos. Todos temos nossas sugestões. Os parceiros bem-informados sobre a sexualidade um do outro geralmente sabem o que fazer e quando fazer para ajudar no clímax da pessoa amada. Nada disso se aprende no primeiro ou no segundo encontro. Ao contrário, são preciosidades com as quais você é abençoado como presentes do compartilhamento íntimo. Acreditamos que uma das supremas alegrias de um relacionamento íntimo é descobrir as indicações pessoais da pessoa amada, os sinais de sua profunda excitação.

Os gatilhos assumem muitas formas e podem envolver qualquer um dos sentidos. Algumas vezes, os parceiros possuem gatilhos similares ou até mesmo idênticos. Cada pessoa pode ter muitos gatilhos favoritos, permitindo variedade e surpresa no repertório do casal. Algumas pessoas conseguem gozar "sob comando" — só é necessário que os parceiros lhes digam isso, no exato tom de voz e *voilà!* Alguns parceiros são tão sintonizados um com o outro que quando um começa a chegar ao orgasmo, é suficiente para disparar o orgasmo do outro.

Descobrir os gatilhos orgásticos de cada um leva tempo, experimentação e comunicação. Também requer vulnerabilidade. Partilhar tal nível de intimidade profunda cria um poderoso vínculo, e é este vínculo que faz com que o orgasmo simultâneo seja tão extraordinário. Permitir que seu orgasmo seja disparado pelo de seu parceiro envolve rendição, uma entrega de si mesmo sem reservas. Isto é parte da experiência de "submissão afirmativa". Pode e deve parecer mágico — algo maravilhoso está acontecendo para vocês.

Aiôô, Gatilho! Vamos!

A seguir estão alguns exemplos de "gatilhos" no orgasmo simultâneo, gentilmente oferecidos por clientes e amigos.

Eu me sentia plena de energia sexual, esperando explodir. Quando seu ritmo começou a aumentar, eu mexi meus quadris, trazendo-o para mais fundo. Isto fez com que voássemos juntos.

— Jamie, 27

Nós éramos recém-casados quando eu descobri que um mordisco simples e bem sincronizado em seu pescoço ou ombro a levaria ao orgasmo. Isto ainda funciona hoje!

— Miles, 58

Quando percebo que ela está prestes a gozar, algumas vezes penso como ficarei feliz por ejacular dentro dela enquanto ela espasma. Isto me faz gozar em três segundos.

— Robert, 28

Quando mudamos, também mudaram nossos gatilhos sexuais. Agora eu gosto de ficar por cima, prender suas mãos e deixar que ele saiba que o orgasmo está "dobrando a esquina". Ele se rende espontaneamente.

— April, 35

E Agora, o Momento Que Vocês Esperavam

Às vezes acho que posso sentir seu pênis crescendo pouco antes dele chegar ao orgasmo. Quando já estou muito excitada, como um 9+, e aquilo acontece, penso comigo mesma: "Ele é mesmo ardente e está apaixonado por mim", o que desencadeia meu próprio orgasmo.

— Sandra, 22

Eu me enrolo nela, tão perto quanto puder, e respiro em seu ouvido. À medida que ela se move contra mim nossos corpos e nossa respiração parecem se unir. Nosso orgasmo chega como uma onda gigante.

— Bob, 40

Há um ponto muito sensível, na glande da coroa do meu pênis. Quando ela está prestes a gozar, impulsionando de um modo particular, crio um pouco mais de estimulação bem ali, o que sempre me faz chegar ao orgasmo.

— Philip, 32

Quando ela começa a gritar: "Oh, meu Deus! Estou gozando! Estou gozando!" enquanto estou num alto nível de excitação, isto imediatamente desencadeia meu próprio orgasmo.

— Max, 43

Posso elevar meus quadris e pressionar fortemente minha área pélvica contra ele quando ele está gozando. A estimulação deste impulso e minha pressão pélvica extra sempre me fazem gozar.

— Julie, 34

Sempre que Hank está prestes a chegar ao orgasmo, ele coloca suas mãos sob minhas nádegas, juntando nossas pélvis, e sussurra em meu ouvido: "Goze, minha bela; goze comigo." Isto sempre funciona.

— Annie, 41

Alcançando o Orgasmo Juntos — De Novo, De Novo, De Novo

A expressão francesa para orgasmo significa literalmente "pequena morte". No momento do clímax sexual o que morre, mesmo que momentaneamente, é nosso senso de separatividade. No clímax, dois se tornam um. Isto é mais verdadeiro no orgasmo simultâneo do que em qualquer outro ato sexual. Os poetas escrevem sobre duas almas fluindo uma para a outra. O artista Alexander Grey descreve o momento do orgasmo como auras resplandecendo em cor, misturando-se e fundindo-se em uma. Os amantes falam de entrar num estado alterado de consciência ou de se sentirem eletrizados pelas correntes de energia sexual.

Nossa amiga *Shondra* descreveu suas experiências de orgasmo simultâneo desta forma: "Quando você chega ao orgasmo, é uma tremenda liberação de energia, e quando isso acontece junto com outra pessoa — boom! — é tão intenso, você pode senti-lo nos globos oculares... Observo que quando não estamos usando preservativos ou diafragmas, posso realmente sentir a eletricidade na minha área vaginal. É surpreendentemente diferente."

Seu amante, *Keith*, completa: "Física e mentalmente, cria um tipo muito mais elaborado de união. Há uma atmosfera muito especial."

Sua curva de aprendizado não precisa parar com o primeiro orgasmo simultâneo intencional. Considere-o como o início de uma nova fase de atos sexuais extraordinários. Os caminhos e meios para os orgasmos simultâneos são limitados somente por sua imaginação e seus desejos.

Para onde você pode ir a partir daqui? Bem, depende de você. Nós gostaríamos de sugerir algumas agradáveis opções.

> **Masturbação mútua:** Se vocês acham emocionante observar um ao outro, ou se pensar no outro se masturbando o excita, pode ser muito emocionante ver se consegue dar prazer a si mesmo e ainda continuar bastante ciente da outra pessoa para alcançarem o clímax ao mesmo tempo. Os casais que gostam disso, geralmente

descobrem que a mulher precisa de mais estimulação que o homem, assim o amante poderia primeiro abraçá-la, acariciando seus seios ou beijando seu ventre enquanto ela começa. Então, quando ela estiver perto, ele cuida de si mesmo.

Satisfação mútua: Vocês também podem se acariciar mutuamente aumentando as carícias até chegarem juntos ao orgasmo. Tentem começar uma sessão como esta empregando um óleo de massagem especial e passando no corpo um do outro, como se estivessem se lubrificando para uma olimpíada sexual. Acariciar todo o corpo um do outro pode ser altamente excitante e satisfatório porque alimenta a fome do corpo por toque em vez de concentrar-se somente nos genitais. Conforme se acariciam, liberem-se para emitir sons — comunicar sua excitação. Tentem sincronizar a respiração à medida que chegam mais e mais perto dos cumes da excitação e à beira do orgasmo. Em seguida, peguem o outro pela mão e empurrem um ao outro além do limiar.

69 Sexy: Se gostam da posição 69, experimentem os orgasmos simultâneos orais. Façam um emaranhado de braços e pernas e saboreiem todas as sensações complexas que estão proporcionando e recebendo. Isto talvez seja um pouco mais desafiador porque pode ser difícil concentrar-se no próprio prazer quando se está dando prazer desta forma. Provavelmente, na primeira vez, seria melhor com as luzes apagadas, limitando as distrações visuais. O sexo oral mútuo também pode ser uma posição altamente excitante e exigente. Se funciona para você, vá em frente. Se não, saboreie esta posição por seus próprios méritos, depois tente outra coisa.

Prazer anal: O orgasmo simultâneo também é possível com a relação sexual anal se isto for algo de que vocês gostam. Aplicam-se os mesmos princípios de excitação. As mulheres conseguem receber muitos tipos diferentes de estimulação ao mesmo tempo e alguns homens consideram a abertura mais apertada altamente excitante. Como isso também é desafiador, talvez queiram guardá-lo para quando se sentirem vigorosos e confiantes na habilidade de modular a excitação.

Vocês podem combinar posições e técnicas numa mesma sessão sexual prolongada. Sejam cuidadosos em relação à higiene adequada quando incluírem sexo anal no ato sexual ou podem introduzir bactérias na uretra ou na vagina e provocar infecção.

Brincando com Humor e Estilo

Falamos muito sobre técnica e atitude nos últimos capítulos. A verdadeira alegria vem ao usá-las para expressar seu estilo próprio e pessoal. É claro que suas disposições de ânimo e interesses podem variar: terno e romântico uma noite; *voyeur* na próxima e levemente perigoso e irresponsável outra noite. No que nos concerne, tudo o que vocês fazem e sentem está certo, a menos que envolva machucar ou coagir a pessoa amada.

Para estimular sua imaginação, aqui está uma lista de estilos sexuais com cenários e acessórios que podem ajudá-los a cultivar o humor. Mulheres, lembrem-se de que os homens são visualmente orientados, assim pensem na vestimenta quando montarem a cena. Homens, não esqueçam que as mulheres têm um aguçado sentido de olfato e geralmente são excitadas por todos os seus sentidos.

> **Adolescente:** Saiam para passear e estacionem no Ponto dos Namorados ou, em uma abafada noite de verão, fiquem nas arquibancadas do colégio onde estudaram. Se tiverem condições, aluguem um carro considerado popular no ano em que ambos se conheceram. Consigam cópias das músicas que ouviam quando adolescentes e o tipo de bebida que uma vez surrupiaram do bar dos pais (mas não se excedam — vocês querem experimentar um ao outro, não a bebida, nem beber e dirigir). Ou tentem se apresentar com o que os adolescentes de hoje gostam e dêem aquelas risadinhas reprimidas típicas de um "frenético" encontro sexual cheio de "esquemas mirabolantes".

Ao natural: Se o tempo estiver agradável, vão para a natureza. Passem alguns dias no deserto, nas florestas ou em alguma praia particular. Façam amor sem restrições ao ar livre, sentindo as folhas mornas (ou areia, ou rochas) contra seus corpos. Descubram um local isolado durante um passeio de outono. Entrem em contato com a força natural de sua sexualidade.

Animal: Se as temperaturas externas estiverem muito baixas, juntem estampas de animais, tapetes de peles e incenso de almíscar. Instalem uma pequena fonte de água corrente na sala ou no quarto. Peguem penas que façam cócegas e passem-nas pelos corpos um do outro.

Atlético: Reservem um quarto em um chalé de esqui ou reproduzam a aparência em qualquer canto da casa. Façam amor no convés de um barco. Após uma sessão com pesos na academia local (ou uma corrida ou um extenuante passeio de bicicleta), tirem as roupas e terminem a ginástica um com o outro. Usem os aparelhos de ginástica ou banco de pesos que têm em casa de maneiras criativas. Perfumem o quarto onde fazem amor com algo que cheire a limpeza, como óleo de gualtéria ou de eucalipto empregado em ungüentos para esportes. Vistam o traje mais *sexy* que puderem encontrar.

Obsceno: Visitem uma Feira da Renascença, vestidos a caráter, e alimentem um ao outro com as mais suculentas frutas e comidas que conseguirem encontrar. Comam com as mãos. Leiam poemas de Chaucer enquanto tomam cerveja preta, ou Erica Jong, e bebam vinho barato. Encontrem-se num bar local e depois hospedem-se em algum hotelzinho próximo para passarem a noite.

Cultural: Aprontem os aposentos antecipadamente, assim quando voltarem da ópera ou do balé encontrarão um ninho de amor com iluminação ambiente, iguarias saborosas e artísticos arranjos florais. Não tirem logo os colares de pérolas, saltos altos ou gravata quando chegarem. Usem-nos por um pouco mais de tempo que o habitual. Se são fluentes em outro idioma, combinem conversar apenas em francês, digamos, ou russo.

Dominador: Adotem o urbano chique. Acrescentem acessórios de metal ou couro ao guarda-roupa e ao local onde geralmente fazem sexo. Comprem juntos um espartilho preto ou vermelho, correias e outros brinquedos. Experimentem seus papéis de dominadores ou submissos — com pleno consentimento, claro.

Dramático: Caso tenham tendências teatrais, inventem qualquer número de cenas: Vocês poderiam conhecer seus amantes famosos favoritos da história ou da televisão, ou representar arquétipos como espião/contra-espião, ciclista/garota fazendeira, deusa/consorte. Freqüentem locais públicos ou combinem reuniões privadas. Encontrem-se secretamente em alguma hospedaria romântica ou cumprimentem-se no aeroporto como amantes após longo tempo de separação.

Erótico: Procurem estátuas nuas ou representações indianas ou orientais de casais, e decorem seu quarto. Pensem em texturas e sensações e reúnam os acessórios adequados e música para combinar. Alimentem um ao outro com ostras ou outros afrodisíacos. Usem calda de chocolate, creme *chantilly*, cremes sexuais ou cubos de gelo para provocar desejos. (Nunca esqueceremos a cena de sexo do filme *O outro lado da meia-noite*, na qual a mulher treinada na arte do amor passou creme mentolado no amante para deixá-lo alucinado de paixão.)

Etéreo: Vistam-se e decorem o ambiente com um branco harmonioso. Invistam em algumas tigelas tibetanas e incenso com suave odor de jasmim ou frangipana. Passem algum tempo juntos em meditação ou respiração de chacras para harmonizá-los antes de fazerem amor. Imaginem que estão fazendo amor em homenagem às energias de Shiva e Shakti em cada um.

Pervertido: Imaginem telefonemas sexuais que realmente se transformem em sexo verdadeiro. Compartilhem suas fantasias favoritas ou consultem revistas eróticas para descobrir uma que realmente os excite. Analisem os detalhes que serão necessários para o ambiente. Neste ponto estão por conta própria, porque apenas vocês conhecem suas fantasias.

Acariciador: Preparem os edredons e os travesseiros especiais para massagem e revezem-se massageando um ao outro. Ou liguem a hidromassagem ou deitem-se um pouco numa banheira cheia de água quente. Perfumem o ambiente com óleos aromáticos. Façam com que seu ato de amor seja lânguido, vagaroso, suave. Tomem um chá calmante de ervas quando terminarem.

Brincalhão: Saiam para comprar brinquedos. Bonecos sempre são divertidos e às vezes é mais fácil pedir uma coisa escandalosa quando se fala com voz aguda, guinchando. Fiquem acordados até tarde e joguem *strip poker*. Soprem bolhas de sabão no corpo despido do outro.

Romântico: Cortejem-se como fizeram (ou não!) naquela época. Projetem seu romance a novas alturas tentando o método Karezza, usado na famosa comunidade Oneida (*karezza* significa "carinho" em italiano). Isso exige um bocado de carinho e beijos e um fluxo constante de conversa amorosa. O objetivo é que o homem "extravase, na medida do possível, sua alma em uma expressão poética de seu amor, permitindo que corra como um rio de águas calmas", segundo Bernard Jensen, que descreve o método no livro *Love, Sex and Nutrition* (Garden City, NY: Avery Publishing Group, 1998).

Incontrolável: Arrebatem um ao outro debaixo do telheiro ou escondam-se atrás das roseiras. Comecem alguma coisa na pia da cozinha ou na lavanderia. Programem um piquenique no parque. Explorem-se na última fila de um cinema de filmes pornográficos. Transportem sua incontrolável sexualidade aos acontecimentos comuns — ou incomuns — da vida cotidiana.

Esta lista poderia continuar indefinidamente, mas essas sugestões provavelmente serão suficientes para começarem. Se já faz muito tempo que deixaram sua mente vagar por estas trilhas extravagantes, analisem alguma literatura erótica para ver o que atrai sua atenção. Talvez se surpreendam quando descobrirem que seus gostos já não são mais os mesmos com o passar dos anos e que novos desencadeadores de excitação os estão convidando a tentá-los.

O Orgasmo Simultâneo Múltiplo

Em algum momento vocês se sentirão confiantes com todas as suas novas habilidades — pico e manutenção de nível, orgasmo mútuo, pairar e disparar — reunindo-as em um único estrondo poderoso, contínuo. É mais fácil do que imaginam. Quando souberem como ter orgasmos múltiplos, pairar e disparar, conseguirão fazê-lo.

Quando o tentarem, certifiquem-se de que se sentem vigorosos, com a mente clara, e que dispõem de generosas quantidades de tempo. Estejam preparados para se renderem a uma longa sessão de sexo e à satisfação que virá a seguir. Isso não é algo para ser tentado numa noite de sexta-feira, após uma semana particularmente agitada e cansativa no trabalho, mas talvez queiram planejá-lo para um fim de semana, depois que já se envolveram no grande projeto e prontos para uma massagem rejuvenescedora.

♀ Exercício ♂
Alcançando o Orgasmo Simultâneo Múltiplo

Não existe qualquer caminho óbvio para o orgasmo simultâneo, nenhuma receita secreta, exercício ou passo de dança. Esta seção é um exercício de improvisação, sintetizando tudo que já aprenderam com sua experiência de vida e criatividade. Esta improvisação é orientada pelas marés de suas próprias energias sexuais mútuas. Vocês precisam se lançar às águas da excitação e do desejo e recorrer às suas habilidades sexuais para vencer as corredeiras da excitação, orgasmo, excitação e mais orgasmo.

Saboreiem seus atos de amor com a mesma indulgência, atenção e devoção que dedicariam a um fantástico banquete. Adotem seu próprio ritmo e construam lentamente seu momento, sabendo que estarão fazendo isso por algum tempo. A atitude mental é muito diferente quando ambos estão estabelecendo "a grande obra".

Com o orgasmo simultâneo múltiplo vocês criam suas excitações, pairando, tendo orgasmos e talvez disparando mais ondas ou cascatas de orgasmos.

Falando em cascatas, vocês, mulheres, não desejarão logo um orgasmo do tipo jato, porque após o jato provavelmente se sentirão tão saciadas que terão vontade de parar. Para algumas mulheres, os orgasmos múltiplos ocorrem com mais facilidade depois de toda uma noite de "preliminares" e de amor, então, homens, não se apressem. Acompanhem alegremente suas sensações e permitam que a inspiração do que virá a seguir apareça no momento adequado. Esqueçam objetivos e vejam o que podem fazer para que o processo seja o mais elevado possível.

No decorrer do ato de amor, lembrem-se de respirar, liberando qualquer tensão superficial, e focalizem-se nas próprias sensações e nas da pessoa amada. Pratiquem a técnica da troca de foco naquelas longas horas de amor, de maneira que todos os sentidos sejam enchidos até a borda. Então, quando ambos já se sentirem satisfeitos, deixem seu prazer borbulhar pelo topo, sentindo-se inundados de novo, de novo e de novo pela sensação de liberdade.

Deleitando-se no Abraço após o Sexo

É importante dispor de uma generosa quantidade de tempo ininterrupto para fazer amor, mas o mesmo se aplica ao compartilhamento de alguns instantes de "abandono" logo após. Proporcionem a si mesmos tempo para desfrutarem suas recém-descobertas sensações de proximidade antes que a atenção seja desviada para qualquer outra coisa. A experiência do orgasmo simultâneo, principalmente dos orgasmos simultâneos múltiplos, é muito profunda. É necessário que se assentem depois de compartilharem tal tipo de energia e vulnerabilidade. Abracem-se, beijem-se, acariciem-se, sussurrem o que quer que os inspire. Ou simplesmente enrosquem-se e respirem juntos profundamente. Um casal que conhecemos se deita junto, com somente as pontas dos seus dedos se tocando, e olham intensamente um para o outro, até suas energias se aquietarem. Permitam-se usufruir aquela sensação de total relaxamento o quanto puderem.

Como uma longa e prolongada sessão de amor pode gastar muita energia, vocês também devem tomar o cuidado de repô-las. Os amantes asiáticos (especialmente os da Índia) muitas vezes preparam comidas especiais antes de fazer amor que ajudam a reanimá-los mais tarde. Geralmente são baseadas em leite ou proteínas. Outros casais acreditam que alguma coisa suculenta, como tangerinas frescas ou uvas geladas, são mais refrescantes. Águas gasosas são um modo maravilhoso de revigorá-los internamente e refrescá-los externamente.

Se a sessão de amor se prolongou por toda a tarde, pensem em pedir um jantar. Se quiserem sentir-se novamente como crianças, compartilhem picolés, biscoitos ou outras guloseimas no sofá enquanto relaxam assistindo a um bom filme. Se puderem, dêem um passeio à tarde, de mãos dadas, totalmente relaxados, seus sentidos aguçados por todo um dia em companhia um do outro. Relaxem em um banho quente e lavem amorosamente cada centímetro um do outro. Independente do que decidirem fazer, que os ecos da união que criaram os enriqueçam e impregnem seus momentos privados de bastante significado.

Capítulo 9

Não Deseje por Último, Deseje Primeiro!

> Casais que se desenvolveram no amor e na confiança com o passar dos anos formam um incomparável sistema de apoio. Sua história compartilhada, compromisso inabalável e a apreciação um do outro criam um reservatório de paz e contentamento. É um conforto tão profundo que você raramente ouve as pessoas falando a respeito disso.
>
> — Dra. Patricia Love e Jo Robinson, *Hot Monogamy*

A novidade é excitante. Faz o cérebro (e talvez outras partes do corpo também) erguer-se e prestar atenção. É isto que é preciso para manter excitantes um casamento ou um relacionamento de longo tempo. Felizmente, ninguém nasce para ser apenas um ser unidimensional, mas nossos relacionamentos podem ficar assim.

Para novos amantes, o excitante é a exploração, a parte "conhecer você melhor" do relacionamento. O coração deseja saber: de que forma esta pessoa é parecida comigo? Que interesses, valores ou objetivos temos em comum? De que forma podemos partilhar alegrias juntos? Em que somos diferentes? Como nossa vida a dois me levará além da pequena esfera que chamo de "eu mesmo" em direção a uma vida maior e mais ampla onde o resto de meu ser pode emergir? Serei capaz de suportar este processo? E a outra pessoa?

Ele (ela) pode ficar lá comigo? O que levarei para meu(minha) parceiro(a)?

Em relacionamentos que permanecem sempre novos, os casais nunca param de fazer estas perguntas. Eles revelam e partilham, talvez descobrindo-se num amoroso cabo de guerra à medida que as ondas de crescimento cruzam seu relacionamento. É claro que podem fazer retiros regulares para a área segura do "como sempre fizemos", mas também cultivam uma receptividade aos interesses e oportunidades que o outro traz.

Se a mulher acorda de manhã com o desejo de fazer máscaras exóticas parecidas com algumas com as quais sonhara — e depois vesti-las ao ir para cama —, seu parceiro pode não somente concordar, mas também oferecer ajuda para procurar os materiais que ela precisa e encontrar a música adequada. Se o homem acorda com o desejo de fazer sexo com uma estranha anônima usando *shorts* de ciclista e óculos escuros, sua parceira com bom humor consente e concorda em encontrá-lo num bar fora da cidade onde poderiam representar a fantasia. No caso, eles continuam bastante abertos à vida e um ao outro para dizer: "É claro, estou disposto a tentar isto", em vez de "Não, isto não é comigo". Eles são corajosos o bastante para continuarem revelando novas partes de si mesmos e serem gentilmente insistentes em expressar estas partes dentro do relacionamento.

É neste espírito que apresentamos as seguintes sugestões para o jogo íntimo. Todas estas idéias são eficientes e clinicamente testadas e têm sua própria razão de ser. Esta é a razão pela qual sugiro que vocês tentem cada uma, ao menos uma vez, em seu próprio ritmo. Cada uma destina-se a expressar aspectos diferentes de seu ser sexual, de forma a levarem vida nova a seu relacionamento íntimo.

Alguns destes "jogos" são simplesmente divertidos. Outros aprofundam-se um pouco mais no que vocês são, deixando-os um pouco mais descobertos e expostos um ao outro. Eles ajudarão a fortalecer os laços que os unem e a desenvolver mais completamente o respeito e a apreciação das diferenças. Não subestimem o poder de uma boa risada compartilhada. Vão! Aproveitem a oportunidade! De outro modo, vocês podem encarar um grande risco: o tédio.

É certo que estes pequenos jogos exigirão que vocês estabeleçam um tempo para fazê-los, e por tempo queremos dizer tempo de qualidade. Não os experimentem às onze da noite, depois de um exaustivo dia trabalhando ou cuidando dos filhos. Marquem um encontro, como quando eram mais jovens, e não o cancelem a menos que haja uma verdadeira emergência. Vocês precisam cultivar seu relacionamento se desejam que ele sobreviva.

Gostaríamos de fazer outra sugestão. Sempre comecem estes jogos de amor com um momento ou dois de apreciação um do outro e de seu amor. Pensem no que já passaram juntos e em como se sentiram quando seu amor estava no máximo de intensidade. Pense nos modos pelos quais seu(sua) parceiro(a) expressou amor e aceitação no passado e, a partir desta sensação de ter sido aceito(a), envolva-se totalmente com o exercício. Lembre-se de que esta pessoa que vê à sua frente é boa e amorosa. Talvez ela seja, às vezes, um pouco difícil, incompreensível ou mesmo aparentemente em conflito com você, mas olhe íntima e profundamente. Ela está aí neste momento por você: confiante, pronta e desejando somente você.

Um relacionamento que une duas pessoas autônomas que se respeitam, que estimam e honram as diferenças do outro, é uma magnífica celebração de vida.

Vamos em frente.

Epóxi Sexual por meio de Brincadeiras

Ninguém disse que a intimidade precisa ser séria — divirtam-se um pouco! Aqui estão duas versões do exercício seguinte: uma é longa (quatro a seis horas) e outra é curta (trinta minutos a uma hora). Escolham a que melhor se ajuste às suas necessidades e horário ou talvez queiram encontrar tempo para as duas.

♀ Exercício ♂
Peça o Que Você Deseja: Versão 1

Neste exercício, um de vocês planeja um encontro de quatro a seis horas para ambos. Se escolherem esta versão, planejem repetir o exercício, trocando os papéis, dentro de um mês. O propósito deste exercício é permitir à pessoa que estiver planejando o encontro partilhar com o outro algo sobre quem ela realmente é. A atividade deve expressar o estilo único do indivíduo. Por exemplo, se quem estiver planejando o encontro for romântico, talvez prefira programar uma escapada de fim de semana para uma estalagem romântica. O criador deve, entretanto, escolher uma atividade que os dois gostarão.

Se você for o planejador, é sua a responsabilidade de administrar todos os detalhes: fazer a reserva, conseguir uma babá, levar o vinho. O encontro pode incluir sexo, mas não necessariamente. Se você for o outro parceiro, não precisa fazer coisa alguma, exceto as malas. Deve também levar entusiasmo à atividade. Mostre apreciação pelos planos e pensamento do outro. É o que faz este exercício funcionar. Se a atividade for algo que não o deixa à vontade, terá sempre o direito de dizer não.

A seguir estão alguns exemplos de como quatro ou seis horas podem ser planejadas.

Estilo Romântico, Longe de Casa Encontre um hotel com restaurante e danceteria e faça reserva para uma noite. Ligue antes e peça para colocarem flores e champanhe (ou qualquer outra bebida favorita) no quarto quando chegarem. Peça ao(à) parceiro(a) para fazer as malas com suas coisas mais sensuais e confortáveis, incluindo algo de que goste especialmente, e deixe que saiba a hora da partida. Quando chegarem ao hotel, dirijam-se diretamente para o quarto e vistam algo confortável (talvez aquele enxoval de seda que guardou para a ocasião?). Bebam o champanhe e incorporem seu novo ambiente. Depois massageiem um ao outro. Ou façam amor. Descansem, vistam-se e saiam para jantar e dançar. Passem uma boa noite juntos. Pela manhã, durmam, façam amor e peçam o serviço de quarto — não necessariamente nesta ordem.

Estilo Romântico, em Casa   Seu(sua) parceiro(a) veste uma roupa que você adora e a(o) convida para jantar à luz de velas. Cozinhe (ou compre) uma refeição que possa ser preparada antecipadamente, para que não tenha muito o que fazer quando começarem a jantar. Coloque uma música que ambos gostem e acenda velas. Você poderia até mesmo contratar um músico (estudantes de música geralmente são mais baratos) para tocar durante o jantar! Depois, sentem-se perto da lareira e façam amor (lembra os velhos tempos?). Dispam-se e façam amor com liberdade no chão da sala.

Encontro Erótico   Escolha um vídeo erótico. Muitos destes filmes são mais sensuais que os de sexo explícito. (Filmes de sexo moderado tendem a ser mais atrativos para as mulheres.) Marque uma hora para encontrar seu(sua) parceiro(a), instruindo-o(a) como deve se vestir. Você pode até desejar comprar as roupas que gostaria de vê-lo(a) usando. Escolha algo que considere erótico. Depois peça que seu(sua) parceiro(a) vista. Diga que está muito sensual. Beije a pessoa amada com paixão e ternura. Diga que você é responsável pela noite. Assistam ao vídeo juntos, tocando um no outro enquanto vêem. Diga a seu(sua) parceiro(a) o que quer fazer com ele. Não deixe de lhe dar muito *feedback* positivo e explícito e terminem com toques e palavras amorosas.

Encontros Alegres

- Programem um piquenique juntos.

- Passeiem num parque de diversões de mãos dadas.

- Vão à praia e caminhem descalços na água.

- Tomem um banho de espuma perfumada e pintem-se com a espuma.

- Ponha uma venda no(a) seu(sua) parceiro(a) e leve-o(a) a seu lugar favorito.

- Nadem num lago ou numa piscina.

- Leiam uma história erótica e sensual um para o outro.

♀ Exercício ♂
Peça o Que Você Deseja: Versão 2

Este exercício leva de trinta minutos a uma hora. Deve ser programado para duas noites em uma semana, de forma que cada parceiro seja o planejador uma vez. Nesta versão, o parceiro ativo pedirá para ser agradado por uma hora da forma que mais gosta. O planejador decidirá quem é o ativo e quem é o passivo ou se a atividade será mútua. O exercício pode ser sensual ou sexual — qualquer coisa desde um lento esfregar no pé até quarenta minutos de sexo oral. O parceiro passivo não escolhe coisa alguma e faz somente o que o outro quer. O parceiro ativo tem permissão para pedir o que deseja. Se o parceiro ativo pedir algo que não deixe o passivo à vontade, este tem o direito de dizer não.

Entrar no espírito do exercício pode significar estender um pouco seus limites. Se você é o parceiro passivo, deve ser amoroso e estar atento ao que o outro deseja; você expressa sua vulnerabilidade estando à disposição do outro. Se você é o parceiro ativo, está sendo vulnerável pedindo o que deseja. Este exercício pode ter um tremendo impacto em seu relacionamento. Você irá aprender muito sobre si mesmo e o outro.

Não Deseje por Último, Deseje Primeiro!

Pode fazer inúmeras variações deste exercício, pedindo mais adulação, gentileza, firmeza ou uma estimulação erótica específica. Tente ser criativo. Ouça sua imaginação. Relaxe e tenha paciência consigo mesmo. Pode ficar surpreso com o número de atividades diferentes que gostaria de pedir. E, como sempre, divirta-se!

Revezando Este exercício é uma versão mais resumida do anterior: leva uma hora. Vocês se revezam e cada um tem meia hora para pedir o que deseja. Este exercício pode ser feito mais vezes porque não precisa de muito planejamento ou tempo. Programe tempo suficiente para que cada um tenha sua vez.

♀ Exercício ♂
O Jantar Estilo Tom Jones

Este exercício tem muitos nomes e variações. Escolhemos este porque uma cena no filme com o mesmo título realmente nos excitou. Durante esses anos, criamos nossa própria versão da experiência. Se quiserem fazer algo diferente, façam! O objetivo é que vocês se divirtam enquanto usam alguns dos seus sentidos de forma diferente. Para este evento serão necessários alguns acessórios:

- Velas

- Um cômodo ou um espaço agradável

- Uma cobertura plástica para o chão

- Uma variedade de petiscos, como uvas, creme *chantilly*, pedaços de galinha, pudim ou qualquer comida que desejem ou considerem sensual

- Um lugar para tomar banho ou se lavar depois

- Música

- Seu senso de humor

Como sempre, disponham de bastante tempo para o jogo. O telefone deve estar fora do gancho e as crianças fora de casa (caso contrário, experimentem isto num hotel). Escolham juntos as comidas que ambos gostam ou um de vocês pode fazer uma surpresa para o outro com delícias extras. Componham o ambiente usando velas, música, flores ou qualquer coisa atraente. Coloquem o plástico no chão e dispam-se. Organizem os petiscos em torno do plástico, deixando espaço para vocês. Podem arrumar a comida quando for conveniente.

As regras são simples: vocês não podem alimentar a si próprios nem falar. Neste exercício você deve aprender como se relacionar com o parceiro de um modo não-verbal e primitivo. Revezem-se. Se desejarem uma comida específica, peçam de uma forma não-verbal. Podem grunhir, apontar, farejar ou implorar como um cachorrinho, mas não falar. Talvez queiram cobrir uma parte do corpo do parceiro com alguma comida como creme *chantilly* e lambê-lo.

A propósito, fazer amor sobre a mesa de jantar é aceitável se os estados de ânimo forem favoráveis. No entanto, uma palavra de aviso. Ambos os parceiros devem decidir se desejam que sexo seja uma possibilidade neste exercício. Por falar nisso, outra vantagem de comer assim é que não há louça para ser lavada. Simplesmente enrolem a toalha da mesa de jantar quando acabarem!

Exercícios de Confiança Que Exigem Verdadeira Confiança

As pessoas geralmente empregam a palavra "confiança" como se todo mundo concordasse com seu significado. Definimos confiança como estar disposto a não se preocupar, porque pode-se honestamente dizer ao outro: "Sei que você respeita meus interesses e considera minhas necessidades pelo menos tão importantes quanto as suas." Tal nível de confiança exige aceitação de si mesmo e verdadeira aceitação do outro.

Embora os próximos exercícios exijam confiança, também pedem bom senso e limites individuais adequados. Sempre proteja sua própria essência interior. Se algo lhe parece prejudicial, não subestime suas sensações. Pare. Respeite-se. Assim se protege contra o abuso.

♀ Exercício ♂
Seu Guia Interior

Este é um exercício de imaginação orientada para ajudá-lo(a) a descobrir limites sadios. Faça algumas respirações profundas, relaxantes, e sinta-se à vontade. Faça uma respiração sinalizadora para dizer a seu corpo que você está pronto para começar. Se tiver problemas para relaxar, use uma das fitas de relaxamento que já preparou.

Vá mentalmente a um lugar relaxante, especial. Acalme-se e concentre-se passando algum tempo observando os detalhes deste lugar especial. Peça que um guia interior ou outra fonte de inspiração apareça neste lugar para fazer o exercício com você. Quem aparece? Familiarize-se com ele ou ela e passe algum tempo conversando. Sua missão é aprender quais são seus limites. O que precisa para se sentir seguro? Se tiver um lema de vida ou uma convicção profundamente enraizada, qual é?

Discuta estes conceitos com seu guia por alguns momentos. Eles são essenciais a um bom relacionamento consigo mesmo. Qual a sua idéia básica sobre confiança? O que deseja para si mesmo? Seu consultor deve poder trabalhar com você sendo capaz de dizer não a qualquer coisa que não fará bem a você. Pergunte-lhe como pode conservar sua integridade como indivíduo enquanto expande sua confiança com o parceiro. Ouça suas respostas. Não se apresse. Isto é o máximo em termos de conversa interior.

Quando tiver terminado seu trabalho, marque com seu guia interior um novo encontro para breve. Quanto mais vezes encontrá-lo, mais forte você será e mais confiante aprenderá a ser. Com limites bem definidos, você conseguirá assumir mais riscos num relacionamento sem medo de ser ferido. Quando se sentir pronto para terminar o exercício, diga adeus a seu guia e faça uma respiração sinalizadora para dizer a seu corpo que terminou. Em seguida, abra os olhos e volte para o aqui e agora.

♀ Exercício ♂
A Caminhada Cega

A caminhada cega é um exercício terapêutico que já existe há muito tempo. É muito eficiente para ajudar casais a desenvolverem confiança e intimidade.

Neste exercício, revezem-se nas posições de comando. O parceiro passivo coloca a venda. O parceiro ativo segura na mão do passivo e o leva para um "passeio", sendo responsável por sua segurança. O parceiro ativo pode levar objetos para o outro tocar ou provar e deve ter certeza de estar sempre cuidando do outro.

Depois de quinze minutos, troquem os papéis e repitam o exercício. Depois, partilhem o que sentiram nas duas situações. Se desejarem, repitam este exercício várias vezes e em diferentes lugares. Não fiquem surpresos se em cada ocasião tiverem uma experiência nova e profunda.

♀ Exercício ♂
Servidão e Dominação

Não entre em pânico por causa do título deste exercício! Não estamos defendendo atividades não-consensuais ou nocivas. Este exercício, no entanto, exige imaginação e algumas leves restrições. Realizado de modo suave e amoroso, pode ser uma experiência verdadeiramente erótica e excitante. Expande limites e intensifica bastante a confiança mútua. Estar preso permite uma sensação de abandono que chega a ser impressionante.

Não continue este exercício sem estar certa(o) de que seu(sua) parceiro(a) considera prioritário o seu bem-estar. Se não se sentir assim, sugerimos veementemente que passe algum tempo descobrindo a razão pela qual isso não está ocorrendo com seu parceiro e o que vocês podem fazer para desenvolver tal senso de segurança.

No entanto, se ambos se sentem seguros, arrisque-se e tente este primeiro exercício. Comece escolhendo uma palavra código que signifique que o exercício precisa parar *independente do motivo*. Uma palavra como "vermelho" é uma boa escolha, porque não está relacionada a nenhuma expressão que possa ser emitida durante a experiência. Se o(a) parceiro(a) ouvir a palavra, ele(ela) deve remover as amarras; depois se abraçam e discutem o que aconteceu.

Exercício 1 Revezem-se ao amarrar as mãos do outro com alguma coisa suave (uma antiga gravata funciona bem) por dez minutos cada um. O parceiro desamarrado beija e acaricia quem está amarrado. Para a primeira experiência, recomendamos nada muito sexual; toques sensuais são mais adequados. Depois de dez minutos, troquem os papéis. Quando o exercício tiver terminado, discutam suas experiências um com o outro. Se ambos estiverem bem, prossigam para o próximo exercício.

Exercício 2   Um parceiro estará no comando por trinta minutos. Se for você quem está no comando, encontre um lugar (como o pé da cama) onde possa amarrar as mãos do outro. Se puder, amarre também as pernas. Lembrem-se da palavra de sinal. Brinque com o corpo do parceiro, fale sensualmente e seja criativo. Lembre-se, o objetivo é desenvolver intimidade e confiança. Não faça coisa alguma que possa provocar falta de confiança por parte da pessoa amada. Divirtam-se! Depois de meia hora troquem os papéis ou programem o revezamento para outro horário na mesma semana.

Se a experiência for boa e vocês desejarem explorar mais, podem tentar uma venda nos olhos, posições diferentes ou roupas íntimas eróticas. As possibilidades são infinitas. Se gostar desta atividade, pode comprar equipamentos especiais, como correias de couro e vendas de seda.

♀ Exercício ♂
O Código Morse Pênis-Vagina

Este é um acompanhamento divertido e geralmente estimulante durante o sexo. Quando estiver pronto, pare os movimentos. Rapazes, flexionem o músculo PC. Seu pênis irá mover-se rapidamente para cima e para baixo na vagina dela. Garotas, façam contrações do PC, o que provocará apertos e afrouxamentos das paredes vaginais em torno da ereção. Quando fizerem isto simultaneamente, pode ser uma viagem e tanto. Vocês também podem se revezar. Se conhecem o código Morse, podem passar uma mensagem de "Eu te amo" um para o outro ou qualquer outra coisa que os excite.

Troca de Foco

Nós falamos muito sobre o foco sensório e a importância de estar centrado no aqui e agora (ver páginas 76-77 e 93-94). Um exercício mais avançado de foco é denominado Troca de Foco. Sua forma básica foi discutida nos exercícios preliminares do Capítulo 5. Esta é a versão ampliada. Quando começar o foco sensório, é mais fácil se concentrar em uma sensação por vez. Agora que vocês têm mais prática, tentem expandir seu repertório. Trocar de foco pode ser complicado, mas quando conseguirem pegar o jeito, irão incorporá-lo facilmente a seu estilo. Talvez até já o estejam fazendo sem saber.

♀ Exercício ♂
Trocar de Foco Consigo Mesmo

Trocar de foco é um desafio porque requer concentração. Você pode achar mais fácil praticar estas habilidades com seu gato, cachorro ou bicho de pelúcia (estes serão mais tolerantes e cooperativos, é claro). Comece acariciando o pêlo do animal. Não se apresse. Sinta realmente o pêlo e observe suas várias qualidades. É suave, áspero, quente, úmido, frio, curto, longo? Pode ser muitas destas coisas. Seu objetivo é trocar seu foco de uma destas qualidades para outra. Por exemplo, quando estiver tocando o pêlo, primeiro preste atenção à textura (lisa ou áspera?). Em seguida observe somente a temperatura (quente, fria ou morna?). Depois o comprimento. A idéia é se concentrar em apenas uma destas qualidades de cada vez. Se isto for difícil, continue um pouco mais, talvez quinze minutos. Use a encorajadora fala interior se começar a se sentir frustrado. Tenha paciência. Isto não é fácil.

♀ Exercício ♂
Trocar o Foco em Parceria

Façam este exercício no momento ideal, ou seja, quando estiverem alertas, com a mente limpa e livre de outras distrações. Visto que este é um exercício difícil, cada um precisa saber que o outro será paciente. Talvez queiram preparar um ambiente confortável e relaxado. Tirem as roupas e deitem-se perto um do outro. Sugerimos que se abracem e beijem antes de começar.

Usando óleo de massagem, cada um colocará a mão nos genitais do outro. Lentamente acariciem e concentrem-se por alguns minutos nos órgãos genitais da pessoa amada. Agora focalize em como seus genitais se sentem sendo acariciados pelo outro. Consegue trocar de uma sensação para a outra, primeiro se concentrando em uma e depois em outra? Vá com calma, use uma fala interior positiva e respire.

Em seguida, troque o foco para como sua mão se sente tocando os genitais do outro, isto é, concentre-se nas sensações em sua mão, não nos genitais. Depois, troque de foco para a sensação da mão do parceiro em seus genitais!

Nós o deixamos totalmente confuso? Há, na verdade, quatro sensações diferentes. Consegue separá-las? Não desista! Quando puder distinguir tais diferenças sutis, sua vida sexual nunca mais será a mesma. Isto é uma coisa bem avançada, então não desanime. Quando achar que compreendeu, tente o próximo exercício, que será realmente divertido se vocês gostam de sexo oral. O prazer máximo, uma vez dominadas as sensações individuais e o conceito geral da troca de foco, é reunir as sensações em combinações de duas ou mais. Imagine as possibilidades — os sabores, sensações e emoções que pode desfrutar — à medida que experimenta como um mestre-cuca do amor uma nova série de temperos.

♀ Exercício ♂
Trocar de Foco em Parceria durante o Sexo Oral Mútuo

Se vocês estiverem usando óleo, talvez desejem tomar um banho. Sugerimos o banho em qualquer situação, porque o sexo oral é mais atraente quando ambos cheiram bem. Novamente, assegurem-se de ter tempo para este exercício, abracem-se e beijem-se antes de começar. Trocar o foco durante o sexo oral mútuo pode ser fantástico.

Para começar, cada um usará o foco sensório para observar como sente os genitais do outro. Sinta-os realmente na boca. A idéia é concentrar-se nas sensações produzidas pelos genitais do parceiro em você, não nele.

Agora concentre-se nos sentimentos e sensações em seus próprios genitais. Pode parecer realmente difícil trocar, mas você consegue.

Em seguida, troque seu foco para as sensações em sua boca e língua. Pode sentir os sulcos, a firmeza e a suavidade em sua boca?

Troque para observar como sente a boca e a língua do parceiro. Como lhe parece?

Se puder, troque o foco para outras sensações, como odor e gosto, depois volte para o toque e veja se pode experimentar estas sensações em várias combinações. Este exercício pode ajudar a compreender realmente o que significa trocar o foco. Quando achar que conseguiu, tente trocar o foco em outras áreas de sua vida. Isso pode trazer dimensões novas e iluminadas a tudo que fizer.

Os Últimos Seis

Os seis exercícios seguintes têm algo em comum: cada um, a seu modo particular, os ajudará a conseguir uma união mais profunda. Estes exercícios exigem e posteriormente desenvolvem confiança, respeito e comprometimento mútuos. À medida que começam a conhecer a si mesmos e o outro mais completamente, a experiência dos orgasmos será simultaneamente mais natural, bem como o prazer de seu relacionamento. Este estado de união harmoniosa, segundo a natureza de quem somos como seres sexuais, é o que chamamos de *simultaneidade de relacionamento*.

♀ Exercício ♂
Comunicação Não-verbal Usando as Mãos

Enquanto fazíamos nosso treinamento na década de 70, nossa mentora, Barbara Roberts, nos ensinou este exercício, que ajuda a promover a reciprocidade e a intimidade. É muito eficiente, pois exige que você se concentre em seus sentidos enquanto presta atenção ao outro.

Primeiro, gravem uma fita. Quando estiverem gravando, revezem-se em dizer a seguinte lista de dez palavras, deixando uma pausa de trinta segundos entre as mesmas. Você pode acrescentar outras palavras que tenham significado para vocês.

- Olá
- Feliz
- Tímido
- *Sexy*
- Afirmativo
- Amoroso
- Zangado
- Passivo
- Ansioso
- Orgulhoso
- Adeus

Não Deseje por Último, Deseje Primeiro!

Depois de gravar as palavras, grave uma música suave que ambos gostem. A música deve tocar por mais ou menos um minuto.

O exercício é como uma dança de mãos. Sentem-se de frente um para o outro numa posição confortável. Podem sentar em cadeiras ou, de pernas cruzadas, no chão. Fechem os olhos e toquem levemente as mãos e palmas do parceiro. Coloquem a fita. Enquanto ouvem cada palavra, deixem suas mãos expressarem o sentimento que a palavra evoca. Observem como seus movimentos são parecidos. Quando a música começar, "dancem" com suas mãos até o fim do exercício. Podem ficar frustrados da primeira vez que fizerem este exercício e talvez precisem de várias tentativas antes de se sincronizarem. Sejam pacientes e amorosos. Observem a interação e notem, entre outras coisas, as seguintes:

- Um de vocês é mais afirmativo?

- Estão dispostos a experimentar os sentimentos um do outro?

- Podem descobrir algum movimento de mão simultâneo?

- Estão respeitando um ao outro?

Lembrem-se, neste exercício não há líderes ou seguidores, nem vencedores ou perdedores. É preciso dois para dançar o tango.

♀ Exercício ♂
Masturbação Mútua:
Satisfazendo-se Juntos

Vocês se lembram de nossas discussões sobre masturbação? Sabem de uma coisa? Aqui vamos nós novamente! Embora saibamos que não é fácil superar anos de condicionamento, esperamos que tenham se livrado da vergonha que sentiam sobre a satisfação de si mesmos. Novamente pedimos que joguem fora as inibições. Em dois exercícios que se seguem, você e a pessoa amada irão se masturbar juntos. Pode parecer embaraçoso e estranho, mas a experiência pode também ser erótica e íntima. Pedimos que assumam alguns riscos e façam estes exercícios para que cresçam juntos sexualmente. É preciso de dez a quinze minutos para cada exercício.

Exercício 1 Este é parecido com os exercícios de troca de foco que já fizeram. Deite-se perto de seu(sua) parceiro(a) e acaricie seus genitais; ele(ela) deverá fazer o mesmo com você. Enquanto isso, alterne o foco de seu(sua) parceiro(a) para você, de suas mãos para seus genitais.

Exercício 2 Deite-se próximo a seu(sua) parceiro(a). Desta vez, comece acariciando seus próprios órgãos genitais. Pratique a troca de foco, mas mantenha seu foco principalmente em si mesmo.

Exercício 3 Deite-se perto de seu(sua) parceiro(a) e ambos começam a se masturbar. À medida que você se acaricia, observe seu(sua) parceiro(a). Sinta como seu(sua) parceiro(a) se excita. Esta experiência necessita de amor, paciência, confiança e desvelo.

Exercício 4 Neste exercício, vocês se revezarão na masturbação. Enquanto um se masturba, o outro somente observa. A pessoa que está proporcionando prazer a si mesma pode se sentir muito vulnerável com isto. Um precisa apoiar o outro e também sentir-se apoiado. Se é você quem está se masturbando, pode escolher chegar ou não ao orgasmo, depois revezem-se quando você se sentir satisfeito(a). Esta experiência pode ser muito erótica e poderosa para ambos.

Explorando as Fantasias Juntos

Todo mundo tem fantasias. Os livros de Nancy Friday são inestimáveis auxílios às mulheres para que estas se permitam explorar algumas de suas fantasias. Nem todas as fantasias são sexuais, é claro; devaneios de qualquer tipo são fantasias. A fantasia é a imaginação operando sem restrições e muitas vezes entra na sua mente sem ser convidada. Tudo é possível na fantasia, desde inteiramente romântica até fortemente erótica. As fantasias sexuais de algumas pessoas são sobre seios ou pênis, enquanto outras têm fantasias mais elaboradas. Algumas histórias podem girar em torno de atos considerados tabus em nossa cultura.

Os exercícios abaixo envolvem partilhar suas fantasias com seu(sua) parceiro(a). Desejamos que comece tendo em mente que nada há de errado com a fantasia. O problema em potencial que pode surgir com a fantasia está em representá-la. Se você não tiver certeza da diferença entre fantasiar e representar, sugerimos que busque a ajuda de um profissional especializado em saúde mental.

Há diversos meios para partilhar uma fantasia com o(a) parceiro(a). A primeira regra é respeitar. Uma fantasia sobre outra pessoa que não o(a) parceiro(a) não significa que você não o(a) ama, mas talvez seja conveniente partilhar esta informação com clareza. Ao mesmo tempo, tente não considerar as fantasias do(a) parceiro(a) com outras pessoas como um reflexo negativo sobre você; elas são, na verdade, o oposto. Se seu(sua) parceiro(a) se sente bastante seguro(a) para partilhar estas fantasias, significa que ele(ela) confia profundamente em você. É importante manter uma atitude aberta e amorosa enquanto ele(ela) está partilhando seus pensamentos mais íntimos e particulares.

Quando seu(sua) parceiro(a) partilhar sua fantasia com você, há muitas coisas que podem acontecer:

- Pode fazer com que você se excite

- Pode fazer com que você não consiga se excitar

- Pode aborrecê-lo(a)

- Pode deixá-lo(a) embaraçado

- Você pode se sentir mais íntimo(a) de seu(sua) companheiro(a)

Como isto pode ser uma experiência nova e marcante para vocês, vamos começar com passos fáceis e desenvolver fantasias mútuas.

♀ Exercício ♂
Exercício de Fantasia Individual

Lembre-se de uma fantasia ou um devaneio que já teve. Descreva-a com o maior número possível de detalhes.

Você fantasia quando se masturba? Se for assim, como são estas fantasias? Descreva-as.

Você fantasia durante a relação sexual? Sobre o que ou quem? Escreva-as também. Não se esqueça dos detalhes. Mantenha um diário destas fantasias e vá acrescentando quando imaginar algumas novas ou variações. Releia-o ocasionalmente e, caso surja uma oportunidade conveniente, pense em partilhar uma ou mais fantasias com seu(sua) parceiro(a).

♀ Exercício ♂
Partilhando uma Fantasia com seu Parceiro

Algumas pessoas temem que se partilharem uma fantasia, ela não será mais especial. Isto pode ser verdade, mas insistimos que assumam o risco e o façam. Partilhar pode, na verdade, melhorar a fantasia.

Para o primeiro exercício, peça a seu(sua) parceiro(a) para participar de uma experiência sexual ou sensual que você desejava tentar e tinha receio de pedir. Marque uma hora especial para o encontro, quando vocês se revezarão para transformar uma fantasia em realidade. Lembre-se, deve ser algo de que tem bastante certeza que seu(sua) parceiro(a) não fará objeção (como creme *chantilly* ou representação, mas o mesmo já não se pode dizer quanto a fazer sexo com o irmão(irmã) do(a) parceiro(a)). Esteja atento às necessidades de segurança e conforto do outro ou este exercício não funcionará.

Novamente, assegurem-se da disponibilidade de tempo e escolham quem será o primeiro. Fiquem confortáveis! Quem estiver descrevendo a fantasia, comece com abraços e beijos, dizendo ao seu(sua) parceiro(a) o quanto o(a) ama e como aprecia sua boa vontade em escutá-la(o). Descreva sua fantasia com o máximo possível de detalhes. Abracem-se e acariciem-se à medida que partilham. Seu(sua) parceiro(a) deve apenas escutar, sem fazer qualquer comentário. Depois de contar a fantasia, vocês podem falar sobre seu amor e fazer algumas carícias suaves. Podem até mesmo fazer amor se ambos estiverem dispostos. Façam este exercício novamente após um ou dois dias, trocando os papéis, assim ambos têm o mesmo tempo.

Depois, partilhe suas experiências ou escreva em seu diário. Compreendam que tal partilha tem como objetivo melhorar seu relacionamento, não desgastá-lo. Sejam respeitosos e sensíveis para com os sentimentos e necessidades do outro. Se surgirem problemas evidentes, sugerimos que busquem aconselhamento ou a ajuda de outro profissional de saúde. O ideal é que, a partir deste exercício, vocês desenvolvam uma atividade erótica e agradável como parte do seu ato sexual.

Sempre nos perguntam sobre os prós e contras de fantasiar durante o ato sexual. Geralmente, quando um (ou ambos os) parceiro(s) fantasia silenciosamente, há uma falta de intimidade e conexão erótica. Os gatilhos eróticos se tornam individuais e externos ao relacionamento. Por outro lado, um terapeuta sexual ocasionalmente recomendará tais fantasias individuais silenciosas como parte de um exercício terapêutico específico para determinado problema. Há dois modos de fantasiar durante o ato sexual. O primeiro é em silêncio, algumas vezes como recomendação do terapeuta, como já mencionado. O segundo é quando as fantasias são francas e partilhadas, fazendo parte da atividade do casal. Normalmente recomendamos que os casais busquem maior intimidade concentrados no aqui e agora e partilhem verbalmente seus pensamentos eróticos.

♀ Exercício ♂
Atividades e Fantasias Eróticas

Há muitos meios de explorar o que vocês consideram erótico sem fantasiar. Na verdade, tal exploração pode ser uma fantasia transformada em realidade. Sentimos que atividades eróticas animam um relacionamento e mantêm o fluxo de energia. Aqui estão alguns exemplos.

A *Experiência do Restaurante* Vão juntos a um restaurante realmente agradável. Escolham um lugar que seja elegante e chique. Não vistam roupas íntimas. Lembrem-se, durante toda a noite, que estão nus sob aquelas roupas elegantes e deixem-se ficar excitados, sabendo que não podem dar vazão a estas sensações enquanto estiverem no restaurante.

Experiência Drive-in Se ainda houver um cinema *drive-in* onde vocês moram, vão até lá. Toquem-se mas não façam sexo. Apalpem-se, sintam, explorem e embacem aquelas janelas do carro!

Controle Remoto Compre um vibrador com controle remoto ou com fio longo. Um de vocês fica com ele enquanto o outro o controla. Saiam para um café da manhã tardio ou vão ao cinema. O parceiro com o vibrador nunca saberá quando a vibração começará.

Pintura do Corpo Comprem tintas para o corpo e revezem-se pintando o corpo um do outro. Isto pode ser muito erótico. Vá com calma com o pincel. Certifiquem-se de haver um lugar onde possam se lavar.

Sexo ao Ar Livre Esta atividade não é para os medrosos. Muitos de nossos clientes nos contam experiências nas quais encontram um lugar distante ao ar livre para fazer sexo. A excitação está na possibilidade de serem pegos. Isto deve ser feito com consentimento mútuo.

Sexo Vegetariano Vocês conhecem todas aquelas piadas sobre pepinos. Se estiverem interessados, tentem inserir alguns vegetais interessantes, mas que não causem problemas, em diferentes orifícios. *Cuidado*: se fizerem algo anal, verifiquem se o objeto que estão usando é longo e com uma parte perpendicular. O ânus pode literalmente sugar um objeto e a maioria dos tampões anais têm uma barra em T. Você não gostaria de terminar numa sala de emergência para que algo lhe fosse removido.

♀ Exercício ♂
Fluxo de Consciência:
O Construtor Definitivo de Confiança e Intimidade

O orgasmo simultâneo é um fluxo sem restrições da energia sexual básica como parte da fusão humana. O "fluxo de consciência" é a contraparte verbal. A expressão foi usada para descrever um estilo de escrita criado pelo autor James Joyce, maravilhosamente demonstrada em seu romance *Ulysses*. Neste trabalho pode-se ouvir, pela voz de Molly Bloom, um fluxo de consciência, ou fluxo de pensamentos, com uma inclinação fortemente erótica. Os pensamentos de Molly rolam, não-editados, de forma que o leitor pode entrar na cabeça dela.

O fluxo de consciência é muito diferente da conversa normal na qual editamos o que vamos dizer antes de emitirmos as palavras. Editar tem dois usos. Primeiro, o discurso sai de maneira inteligível. Segundo, é filtrado quanto ao conteúdo e à conveniência. O mundo seria altamente volátil e perigoso se todos nós sempre falássemos qualquer coisa que passasse por nossas mentes.

Saída editada e fluxo de consciência são conceitos que também podem ser aplicados a expressões não-verbais, como dança ou música. Na dança, podemos adotar os movimentos da dança coreografada ou simplesmente fluir com a disposição e o ambiente. Na música, podemos tocar as notas à nossa frente ou improvisar.

Do mesmo modo, em nossas vidas sexuais, podemos continuar com a mesma rotina familiar, embora agradável, ou ser espontâneos, tentando algo novo com resultados menos previsíveis.

O fluxo de consciência é arriscado e é necessário um alto grau de confiança antes de se conseguir este nível de interação. É um exercício difícil de dominar, por isso continue até compreendê-lo, o que pode exigir muitas tentativas. O processo se desenvolve num certo grau já existente de simultaneidade e intimidade. Em nossa clínica, usamos o Fluxo de Consciência com uma Carícia Genital Básica, embora o fluxo de consciência possa ser usado com qualquer forma de estimulação, desde a carícia básica até a relação sexual. Somente fazemos isto com casais em relacionamentos estáveis, sólidos, que podem lidar com as mudanças. Os resultados podem ser espetaculares.

Depois de um aquecimento, um parceiro começa acariciando os genitais do outro e continua por cerca de quinze ou vinte minutos. Quem está recebendo a carícia deve começar a falar imediatamente, dizendo qualquer coisa que vier à mente; permitindo que seu discurso flua espontaneamente, no estilo do fluxo de consciência, ouvindo ao mesmo tempo que o parceiro. O que vier, veio. Pode ser uma expressão física, palavras reais ou ruídos — algumas vezes compreensíveis, outras não. Pode ser engraçado, erótico, agradável, sem sentido ou mesmo hostil, às vezes até mesmo para seu(sua) parceiro(a). Independente do que chegue, o parceiro que está acariciando deve continuar concentrado e não assumir nada como pessoal, somente permitindo que o outro fale o que quiser.

Observamos muitos casais fazendo repetidamente este exercício e então, finalmente, conseguindo uma comunicação genuína e não-editada. Se sentir insegurança, pare em qualquer ponto do exercício ou não o experimente mais. Se está sob cuidados de um terapeuta, insistimos que o consulte antes de tentar esse exercício.

Como exercício preliminar, você pode praticar o fluxo de consciência falando alto consigo mesmo ou escrevendo num estilo completamente espontâneo e não-editado. Nós fazemos isso todo o tempo, durante a noite, enquanto sonhamos, e você sabe que tipos de imagens isso produz. Na verdade, o fluxo de consciência poderia ser chamado de sonho acordado. Algumas pessoas gostam desta forma de auto-revelação, fechando os olhos, examinando o interior de suas pálpebras e permitindo que as imagens surjam. Se você estiver relaxado quando fizer isto, verá que as cores, os padrões e os movimentos irão brotar da escuridão. Isto pode ser uma experiência espiritual profunda e pessoal.

• • •

Bem, vocês chegaram à última página, mas a jornada não acabou. Nossos agradecimentos a vocês por lerem este livro, refletirem sobre as idéias, experimentarem os exercícios e apreciarem os resultados. Que partes foram mais engraçadas, amedrontadoras, interessantes, árduas, esclarecedoras ou excitantes? Quais vocês querem explorar mais ou digerir calmamente? Que novas aventuras vocês têm em mente? Contem-nos.

O processo da concepção à criação até a publicação deste livro nos levou pelos ciclos humanos normais de esperança, desespero, problemas, oportunidades e realização. Finalmente, como nós nos cuidamos mutuamente ao longo do caminho, esta experiência nos deixou mais íntimos. Visto que nós agora dominamos e partilhamos mais daquilo que a natureza nos proporcionou para nosso prazer sexual, podemos dizer:

Foi bom para nós. Foi bom para vocês? Esperamos que sim.

Anita e Michael

Bibliografia

Barbach, L. *For Yourself: The Fulfillment of Female Sexuality*. Nova York: Doubleday, 1975.

Batten, M. *Sexual Strategies: How Females Choose Their Mates*. Nova York: Tarcher/Putnam, 1992.

The Boston Women's Health Book Collective. *The New Our Bodies, Ourselves*. Nova York: Touchstone, 1984.

Dodson, B. *Sex for One: The Joy of Selfloving*. Nova York: Crown Trade Paperbacks, 1987.

Federation of Feminist Women's Health Centers. *A New View of a Woman's Body*. West Hollywood, CA: Feminist Health Press, 1991.

Friday, N. *Women On Top: How Real Life Has Changed Women's Sexual Fantasies*. Nova York: Simon & Schuster, 1991.

Grant, T. *Being a Woman: Fulfilling Your Femininity and Finding Love*. Nova York: Avon Books, 1988.

Keesling, B. *Sexual Healing: A Self-Help Program to Enhance Your Sensuality and Overcome Common Sexual Problems*. Claremont, CA: Hunter House, 1990.

Kline-Graber, G. & Graber, B. *Woman's Orgasm: A Guide to Sexual Satisfaction*. Nova York: Warner, 1975.

Ladas, A. K., Whipple, B. & Perry, J. D. *The G Spot: and Other Recent Discoveries About Human Sexuality*. Nova York: Dell, 1982.

Masters, W. H. & Johson, V. E. *Human Sexual Response*. Nova York: Bantam, 1966.

Pollard, J. K. *Self-Parenting: The Complete Guide to Your Inner Conversations*. Malibu, CA: Generic Human Studies Publishing, 1987.

Riskin, M. *Stop In The Name Of Love: Ejaculation Control For Life*. Whittier, CA: Choice Publishing, 1994.

Robinson, M. *The Power of Sexual Surrender*. Nova York: Doubleday and Company, 1959.

Rossman, M. L. *Healing Yourself: A Step-By-Step Program For Better Health Through Omagery*. Nova York: Pocket Books, 1987.

Sevely, J. L. *Eve's Secrets: A New Theory of Female Sexuality.* Nova York: Random House, 1987.

Stewart, J. *The Complete Manual of Sexual Positions: A Sensual Guide to Lovemaking.* Chatsworth, CA: Media Press, 1990.

Stuart, R. B. & Jacobson, B. *Weight, Sex and Marriage: A Delicate Balance.* Nova York: Norton, 1995.

Tannahill, R. *Sex in History.* Nova York: Stein & Day, 1992.

Yapko, M. D. *Trancework: An Introduction to the Practice of Clinical Hypnosis.* Nova York: Brunner/Mazel, 1990.

Zilbergeld, B. *The New Male Sexuality: The Truth About Men, Sex and Pleasure.* Nova York, 1992.

Leitura Recomendada

Não-ficção

Anand, Margo. *The Art of Sexual Magic*. Nova York: Putnam, 1996. Se você tiver interesse em tantra e no poder da sexualidade, este é um livro fascinante sobre como canalizar o poder da energia sexual além do ato sexual. O livro anterior de Anand, *The Art of Sexual Ecstasy* (Nova York: Putnam/Tarcher, 1991), explica o tantra para casais ocidentais.

Arava, Douglas Abrams e Mantak Chia. *The Multi-Orgasmic Man: Sexual Secrets Every Man Should Know*. São Francisco: HarperCollins, 1996. Neste livro há técnicas físicas e psicológicas simples para homens, inclusive mais detalhes sobre como ter aqueles fabulosos orgasmos múltiplos.

Barbach, Lonnie, M.D. *For Yourself*. Nova York: Doubleday, 1976. Um clássico para mulheres de todas as idades, este livro renovador as ajuda a descobrir e apreciar verdadeiramente seu eu sexual.

Block, Joel D., Ph.D. *Secrets of Better Sex*. Englewood Cliffs, NJ: Prentice Hall, 1996. Com este divertido livro estilo A-Z, você pode aprofundar-se para expandir seu conhecimento sexual como quiser.

Comfort, Alex. *The New Joy of Sex*. Nova York: Crown, 1991. Esta edição completamente atualizada do clássico oferece conselhos explícitos para os casais e solteiros de hoje. Se você estiver procurando variedade, verifique este, mas recomendamos que somente o faça depois de ter dominado os prazeres do foco sensório.

Davis, Elizabeth. *Women, Sex and Desire: Understanding Your Sexuality at Every Stage of Life*. Alameda, CA: Hunter House, 1995. Um livro perceptivo sobre a sexualidade das mulheres desde a puberdade à gravidez, meia-idade, menopausa e muito mais.

Engel, Beverly, Ph.D. *Raising Your Sexual Self-Esteem: How to Feel Better About Your Sexuality and Yourself*. Nova York: Fawcett Books, 1995. Conselho e encorajamento concreto e positivo de uma especialista em questões de relacionamentos. Um livro especialmente útil para mulheres que experimentaram abuso e para seus parceiros.

Fischer, Lynn. *The Better Sex Diet: The Medically Based Low-Fat Eating Plan for Increased Sexual Vitality in Just 6 Weeks*. Washington, DC: Living Planet, 1996. A autora se baseia em dados científicos e na própria experiência em alimentação com baixo teor de gordura para criar um eficiente plano de seis semanas que intensificará seu potencial sexual.

Friday, Nancy. *Men in Love: Men's Sexual Fantasies: The Triumph of Love Over Rage*. Nova York: Dell, 1992.

Gillette, Douglas e Robert Moore. *The Lover Within: Accessing the Lover in the Male Psyche*. Nova York: Avon Books, 1995.

Jacobowitz, Ruth S. *150 Most-Asked Questions About Midlife Sex, Love and Intimacy: What the Women and Their Partners Really Want to Know*. Nova York: Hearst Books, 1995. Quer saber o que se passa na mente de outros casais? Este livro conta e responde a todas as questões de maneira amigável e pé-no-chão.

Keesling, Barbara, Ph.D. *Sexual Healing: How Good Loving is Good for You — and Your Relationship*. Alameda, CA: Hunter House, 1996. Aqui está uma receita mais agradável para a cura — uma visão de como o sexo e a intimidade sexual podem melhorar a saúde física e mental.

Keesling, Barbara, Ph.D. *Sexual Pleasure: Reaching New Heights of Sexual Arousal and Intimacy*. Alameda, CA: Hunter House, 1993. Uma ótima abordagem passo a passo para desenvolver a consciência sensual, confiança, intimidade e desejo mais profundo. A Dra. Keesling apela para o estilo do foco sensório para levá-lo às alturas da excitação e da intimidade.

Lloyd-Elliot, Martin. *Secrets of Sexual Body Language*. Berkeley, CA: Ulysses Press, 1996. Um livro interessante com *insights* sobre como falamos as linguagens do amor e da sedução — sem palavras.

Purvis, Kenneth, M.D., Ph.D. *The Male Sexual Machine: An Owner's Manual*. Nova York: St. Martin's Press, 1993.

Stoppard, Miriam, M.D. *The Magic of Sex*. Nova York: Dorling-Kindersley, 1992. Embora consagrado pelo uso, este livro apresenta úteis questionários de "perfis sexuais"; aberturas de discussão; técnicas e sólida informação sobre problemas físicos, psicológicos e médicos.

Ficção

Baker, Nicholson. *Vox: A Novel*. Nova York: Vintage, 1995. Este é um livro que tornou famoso o sexo por telefone. Escrito sob a forma de uma conversa telefônica, explora os limites da fantasia, estimulação sexual e do sexo. Baker ficou conhecido mais recentemente por seu romance erótico, *The Fermata* (Nova York: Vintage, 1995).

Bell, Roseann P., Miriam Decosta-Willis e Donald Martin, orgs. *Erotique Noire: Black Erotica*. Nova York: Anchor Books, 1992. Esta coleção de contos, poemas, histórias populares e cartas faz parte da literatura erótica negra, desde a lírica até a lasciva. Inclui autores bem conhecidos como Alice Walker, Ntozake Shange e Barbara Chase-Riboud, entre outros.

Bright, Susie, org. *The Best American Erotica, 1995*. Nova York: Touchstone Books, 1995. Uma excepcional coleção de literatura erótica, apresentando trabalhos de escritores bem conhecidos como Nicholson Baker e Robert Olen Butler, assim como de novas vozes. Outras coleções *Best American* incluem as de 1994 e 1996.

Bright, Susie, org. *Herotica*. São Francisco: Down There Press, 1993. Agora considerado um clássico de vanguarda, esta coleção de literatura erótica escrita por mulheres versa sobre preferências sexuais, desde "vanilla sex" até S&M. Se você gosta desta coleção, verifique as coleções *Herotica* 2, 3 e 4.

Miller, Henry. *Trópico de Câncer*. Nova York: Grove Press, 1989. Este trabalho autobiográfico, proibido nos EUA até 1961, celebra a vida libertina de um exilado em Paris. A franqueza sexual de Henry Miller abriu as portas para a literatura erótica de hoje. Outros favoritos de Henry Miller incluem *Trópico de Capricórnio* (Nova York: Grove Press, 1987) e *Crazy Cook* (Nova York: Grove Press, 1992).

Nin, Anaïs. *Delta de Vênus*. Nova York: Hartcourt-Brace, 1977. Um clássico rico em curiosidade sensual, paixão e desejo que tornou Anaïs Nin famosa. Se considerar a escrita característica de Nin agradável, mergulhe em seus muitos diários para mais detalhes sobre as explorações sexuais em sua vida real.

Pond, Lily e Richard Russo, orgs. *Yellow Silk: Erotic Arts and Letters*. Nova York: Random House, 1992. Um compêndio de soberba literatura e pinturas eróticas para homens e mulheres, tirados da revista erótica de mesmo nome. *The Book of Eros: Art and Letters from Yellow Silk* (Nova York: Crown, 1996) é uma antologia subseqüente, recentemente lançada, e *Yellow Silk* é uma publicação trimestral.

Leitura Recomendada

Rice, Anne (como Anne Rampling). *Belinda*. Nova York: Jove Publications, 1994. Um controverso conto de sedução e obsessão, escrito sob pseudônimo pela autora de *bestsellers* como *Vampire Chronicles*. Se você gosta da literatura erótica de Rice, tente aventurar-se em *Sleeping Beauty*, sua série mais misteriosa.

Slung, Michele, org. *Fever: Sensual Stories by Women Writers*. São Francisco: HarperCollins, 1995. Nesta coleção existe algo para todos — desde os mais jovens até os mais idosos, românticos a aventureiros, sozinhos a múltiplos. O primeiro livro de Slung de literatura erótica foi *Slow Hand: Women Writing Erotica* (Nova York: HarperPerennial, 1993).

Apêndice

Cinco Padrões de Excitação e Orgasmo

Mostrados graficamente nas figuras abaixo estão cinco padrões típicos de excitação e orgasmo que são similares entre homens e mulheres. Eles são indicados numa escala de 1-10, com 1 indicando nenhuma excitação e 10 o orgasmo. Podem ser traçados em relação a tempo medido em minutos. Quando os padrões 3, 4 e 5 são alcançados por ambos os parceiros, a alegria do orgasmo simultâneo é experimentada mais facilmente.

Cada um destes gráficos mostra níveis de excitação traçados em relação ao tempo decorrido.

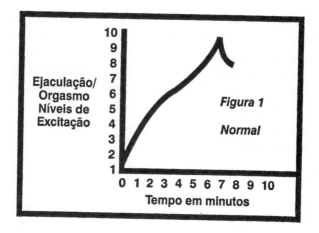

Figura 1 O clássico "padrão ejaculatório normal" de Masters e Johnson, válido ainda hoje.

Este é um homem que conserva a ereção por cerca de sete minutos de estimulação constante durante a relação sexual e depois ejacula. Também é um padrão típico para a mulher que chega ao orgasmo durante a relação.

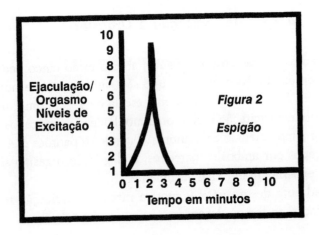

Figura 2 Padrão de um homem com ejaculação precoce. Sua excitação obedece à curva de um "espigão" até a ejaculação, com até dois minutos de estimulação. Em alguns casos extremos, a ejaculação pode ocorrer imediatamente ou até antes da penetração. O padrão é reversível em praticamente todos os homens que obedecem diligentemente às instruções. Este também é o padrão da mulher que apresenta a rara condição de orgasmo precoce.

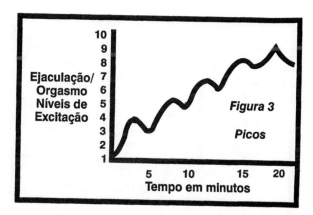

Figura 3 Padrão de homem ou mulher que está "chegando ao pico". Neste padrão, a excitação aumenta e diminui numa série de picos, vales ou ondas controláveis. Quando se domina o pico, pode-se continuar a relação, essencialmente, pelo tempo desejado, alcançando o clímax quando quiser.

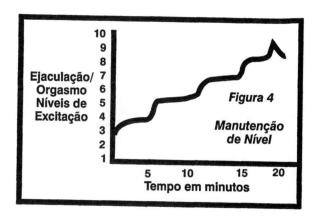

Figura 4 Padrão de quem está "mantendo o nível". A manutenção de nível é um pico estendido e, uma vez aprendida esta habilidade, pode-se permanecer indefinidamente num alto nível de excitação, depois chegar ao clímax ou mesmo, se preferir, entrar num padrão de pico.

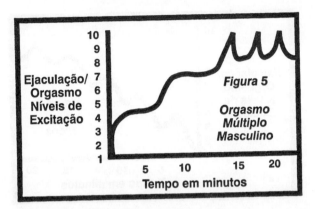

Figura 5 Padrão do homem que aprendeu a alcançar dois ou mais orgasmos não-ejaculatórios, combinados com sua escolha de picos ou manutenção de nível. Também é o da mulher que pode igualmente alcançar orgasmos múltiplos, embora seu intervalo de tempo seja sujeito a variações.

Índice

A

Alcançando o Pico com o Músculo PC (exercício para homens), 120-122
Alcançando o Pico e Mantendo o Nível (exercício para mulheres), 166-170
Alcançando o Pico em Parceria: Parte Dois (exercício), 124-125
Alcançando o Pico em Parceria: Variação Avançada (exercício), 125-126
Amor Lado a Lado (exercício), 135-137
anorgasmia, 49, 52, 62
ansiedade no desempenho, 23, 48
apetite sexual, 85-87
Aprendendo a Alcançar o Pico (exercício para homens), 113-114
Assiagoli, Robert, 34
atitudes sobre sexo, 47-51, 98-102, 152
Atividades e Fantasias Eróticas (exercício), 248-249
auto-afirmação, 102

B

Beauvoir, Simone de, 177
beijando, 76
bico do seio, 149
brincadeiras, 143, 229-234
brinquedos sexuais, 159

C

Caminhada Cega (exercício), 236
Carícia Dorsal (exercício), 78-79
Carícia Genital Básica (exercício para homens), 108-109
cérebro e sexo, 93
Chegando Sozinho ao Pico com o Músculo PC (exercício para homens), 120-121
Chesser, Eustace, 57
clitóris, 149, 158
Código Morse Pênis-Vagina (exercício), 238
Começar e Parar: Alcançando o Pico com a Parceira (exercício para homens), 117-119
Comfort, Alex, 57
comida e sexo, 88-90, 233-234
Contração do PC (exercício), 91-92
compromisso, 41
Comunicação Não-verbal Usando as Mãos (exercício), 242-243
confiança, 234-235
Consciência da Excitação Básica a Dois (exercício para homens), 115-117
Consciência da Ejaculação com Sua Parceira (exercício para homens), 197-198
Consciência da Ejaculação Sozinho (exercício para homens), 196-197
Consciência da Respiração (exercício), 95-96
consciência da excitação, 110
"Contração" da Excitação Consciente (exercício para homens), 112
controle da ejaculação, 119-144, 194-204

controle da sensação, 130-132
córtex, 93
Creta, 33-34
Criando Nivelamentos em Parceria (exercício), 132-134
cultura unissex, 53-55

D

desejo, 38, 85-87, 100
Descobrindo Sua Sexualidade de Adolescente (exercício), 65-70
Descobrindo Sua Sexualidade de Adolescente como um Casal (exercício): Parte Um, 71-73; Parte Dois, 74-75
desencadeadores, gatilhos, 107, 215-217
dieta, 88
diferenças de gênero, 36-39, 52, 53; reconhecimento das, 33
Distraia a Distração (exercício para mulheres), 174

E

Eichel, Edward, 63
Eisler, Riane, 33
ejaculação, 118-120, 194-196
ejaculação precoce, 48, 50, 62, 105-106, 130, 262
ejaculação rápida, 106
Elders, Jocelyn, 55
emoção, 28
Ensaio Final (exercício), 211-213
ereções, 62, 130, 194; dificuldades, 62, 130
esperma, 21, 22
espiritualidade, 24
estilos sexuais, 24, 220-223
estrogênio, 28, 86, 90
eu instintivo, 32
exercícios para homens ou mulheres: Descobrindo Sua Sexualidade de Adolescente, 65-70; Exercício da Fantasia Individual, 246; Fundamentação, 96; Impulsos e Rotações Pélvicas, 91-92; Respiração Consciente, 95-96; Trocando de Foco Consigo Mesmo, 239
exercícios para homens: Alcançando o Pico a seu modo com o Músculo PC, 122; Alcançando o Pico com a Parceira; Parte Dois, 124-125; Alcançando o Pico em Parceria: Variação Avançada, 125-126; Alcançando o Pico Sozinho com o Músculo PC, 120-121; Aprendendo a Alcançar o Pico, 113-114; Carícia Genital Básica, 108-109; Comece e Pare: Chegando ao Pico com a Parceira, 117-119; Consciência da Ejaculação com sua Parceira, 197-198; Consciência da Ejaculação, 196; Consciência da Excitação Básica a Dois, 115-117; "Contração" da Excitação Consciente, 112; Mantendo o Nível Sozinho: Contração do PC, 128; Mantendo o Nível Sozinho: Respiração, 127; Mantendo o Nível Sozinho: Trocando Carícias, 128; Orgasmo Múltiplo com a Parceira, 200-202; Orgasmo Múltiplo Sozinho, 198-200; Sintonizando-se com Sua Excitação, 111-112; Subindo Mais e Mais com Seu "Freio" PC, 122-124
exercícios para parceiros: Alcançando Orgasmo Simultâneo Múltiplo, 224-225; Amor Lado a Lado, 135-137; Atividades e Fantasias Eróticas, 248-249; Caminhada Cega, 236; Carícia Dorsal, 78-79; Código Morse Pênis-Vagina, 238; Comunicação Não-verbal Usando as Mãos, 242-243; Contração do PC, 91-92; Descobrindo Sua Sexualidade Adolescente como um Casal: Parte Dois, 74-75; Descobrindo Sua Sexualidade Adolescente como um

Casal: Parte Um, 71-73; Ensaio Final, 211-213; Fluxo de Consciência: O Construtor Definitivo de Confiança e Intimidade, 249-251; Jantar Estilo Tom Jones, 233-234; Masturbação Mútua: Satisfazendo-se Juntos, 243-244; Orgasmos Múltiplos durante a Relação Sexual, 191-192; Partilhando uma Fantasia com seu Parceiro, 246-247; Peça Mais Apoio ao Parceiro, 192-194; Peça o que Quiser: Versão 1, 230-232; Peça o que Quiser: Versão 2, 232-233; Praticando com seu Parceiro, 190-191; Servidão e Dominação, 237-238; Seu Guia Interior, 235-236; Tensão/Relaxamento, 96; Trocando de Foco em Parceria durante o Sexo Oral Mútuo, 240-241; Trocar o Foco em Parceria, 239-240;

exercícios para mulheres: Finja até Conseguir, 171-172; Intrépida Cavalgada, 175-176; Foco Sensório a Serviço do Orgasmo Múltiplo, 187-188; Orgasmos Vaginais, 160-163; Passos Cognitivos para Maior Liberdade Sexual, 153-154; Pico e Manutenção de nível, 166-169; Reconectando-se com a Sexualidade, Redespertando o Desejo: Um Exercício Orientado de Visualização, 150-152; Toalha sobre o Rosto Dele, 172-173;

Exercício de Fantasia Individual (exercício), 246
expectativas, 100
exploração sexual, 23

F

fantasias, 224-249
Feitiço da Lua, 38
feminilidade, 36
fertilização, 21

Finja até Conseguir (exercício para mulheres), 171-172
Fluxo de Consciência: O Construtor Definitivo de Confiança e Intimidade (exercício), 249-251
foco sensório, 51, 76-77, 115, 93-94, 187-189
Foco Sensório a Serviço do Orgasmo Múltiplo (exercício para mulheres), 187-189
Friday, Nancy, 56, 244
Fundamentação, 96

G

gatilhos, desencadeadores, 107, 215-217
Good Vibrations, 160
Grey, Alexander, 218

H

Hawkes, Jacquetta, 33
hormônios, 100

I

identidade sexual, 149
igualdade, 41
imperativos biológicos, 36
impotência, 48
Impulsos e Rotações Pélvicas (exercício), 91-92
indústria da terapia sexual, 47-48, 51-52
infidelidade, 40
insatisfação sexual, 23
Instituto Kinsey, 47
interação não-exigente, 94
Intrépida Cavalgada (exercício para mulheres), 175-176

J

Jantar Estilo Tom Jones (exercício), 233-234

Jong, Erica, 177
Joyce, James, 249

L

lábios vaginais, 149
Lawrence, D.H., 58, 177
Leonard, George, 57
libido, 100, 106
literatura erótica, 56

M

Mantendo o Nível durante a Relação Sexual (exercício), 140-142
Mantendo o Nível Sozinho: Respiração (exercício para homens), 127
Manter o Nível Sozinho: Trocando Carícias (exercício para homens), 128
Mantendo o Nível Sozinho: Contração do PC (exercício para homens), 128
Mantendo o Nível Sozinho: Mudando seu Foco (exercício para homens), 129
Manter o nível, 62, 126-130, 165, 264
masculinidade, 36-38
Massagem (exercício), 97
Masters e Johnson, 51-52, 261
masturbação, 55, 67; mútua, 80, 218-219; mulheres e, 147
Masturbação Mútua: Agradando-se Juntos (exercício), 243-244
modelos de casamento, 34
Moonstruck, 38
mulheres e orgasmo, 147-181
músculo PC, 90, 107, 119-126, 162, 195; exercícios, 48, 91, 208

N

Nin, Anaïs, 58
níveis de excitação, homens, 110-113, 261-264; mulheres, 164-165, 261-264
níveis hormonais, 90

O

Obtendo o Orgasmo Simultâneo Múltiplo (exercício), 224-225
Ogden, Gina, 149
orgasmo ejaculatório, mulheres, 80, 149, 159, 163, 169-170, 178-179
orgasmo do Ponto G, 80, 149, 159, 163, 169-170, 178-179
orgasmo e fertilização, 21
Orgasmo Múltiplo Sozinho (exercício para homens), 198, 200
orgasmos, dificuldade com, 49, 52, 62, 147-148
orgasmos, ejaculatório, 159, 163, 169-170
orgasmos, feminino, propósito biológico, 21; Ponto G, 80, 149, 163, 169-170, 178-179; múltiplos, 62, 149, 183-204; fisiologia do, 147-149, 261-264; estratégias para alcançar o múltiplo, 185-187
orgasmos, desencadeando, 208-209, 215-217
orgasmos, ponto G, 80, 149, 163, 169-170, 178-179
orgasmos, masculinos, propósito biológico, 21; múltiplos, 183, 194-204, 264
orgasmos, múltiplos, 62, 149, 183-204
orgasmos, múltiplos simultâneos, 224-225
orgasmos, não-ejaculatórios, masculinos, 195
orgasmos, padrões de, 261-264
orgasmo simultâneo, controle, 45-46; exercícios, 207-226; jogos, 227-249; habilidades, 61-63
orgasmo simultâneo, espontâneo, 41-45
orgasmo simultâneo na literatura popular, 56-59

Índice

orgasmos simultâneos, desvalorização, 47-55
orgasmos, simultâneos, propósito biológico, 21-22
Orgasmo Múltiplo com a Parceira (exercício para homens), 200-202
orgasmos múltiplos, femininos, 169-170, 185-194
orgasmos múltiplos, masculinos, 80, 183, 194-204
Orgasmos Múltiplos com Relação Sexual (exercício), 191-192
Orgasmos Vaginais (exercício para mulheres), 160-163
óvulo, 22

P

pairando, 208, 211-213
Partilhando uma Fantasia com seu Parceiro (exercício), 246-247
Parto e Orgasmos, 147, 169-170
Passos Cognitivos para Maior Liberdade Sexual (exercício para mulheres), 153-154
paz mundial, 33
Peça o Que Quer (exercício): Versão, 1, 230-232; Versão 2, 232-233
Peça Mais Apoio a Seu Parceiro (exercício), 192-194
pênis artificiais, 159
período refratário, 63, 194
pico, 62, 113-114, 120-122, 263
pílulas anticoncepcionais, 100
poder, masculino, 38-39
poder-carinho, dinâmica, 38-41
Pollard, John, 101-102
Ponto G, 159, 163
Pontos de Satisfação, 157-159
posições, sexo, 135-142
Posição Tridente (exercício), 138-140
Praticando com Seu Parceiro (exercício), 190-191

prazeres após o sexo, 203-204, 225-226
progesterona, 86
pubococcígeo (PC), músculo (ver músculo PC)

R

Reconectando-se com a Sexualidade, Redespertando o Desejo: Um Exercício Orientado de Visualização (exercício para mulheres), 150-152
Reich, Wilhelm, 92
relação sexual anal, 219-220
relaxamento, 62, 65, 93, 94-97
respeito, 38-39
respiração, 107
Reyes, Alina, 59
Rice, Alice, 59
Ross, Francesca, 59

S

satisfação mútua, 219
Szaz, Thomas, 49
Self Parenting: The Complete Guide to Your Inner Conversations, 101, 102
sêmen, 195
Servidão e Dominação (exercício), 237-238
Seu Guia Interior (exercício), 235-236
sexo oral, 219; mútuo, 80
sexualidade adolescente, descobrindo, 65-75
sexualidade, crenças sobre, 47-51, 98-101, 152-153
sexualidade, das mulheres, 183-184
sexualidade, era científica da, 53-55
Sintonizando-se com Sua Excitação (exercício para homens), 111-112
suar, 88
Subindo Mais e Mais com Seu "Freio" PC (exercício para homens), 122-124

T

tamanho do pênis, 51
técnica do alinhamento coital, 63
Tensão/Relaxamento (exercício), 96
testosterona, 28, 86, 90
Thurber James, 35
toque sensual, 62
troca de foco, 131-134, 238-241
Trocar de Foco em Parceria (exercício), 239-241
Trocando de Foco em Parceria durante o Sexo Oral Mútuo (exercício), 240-241
Trocando de Foco Consigo Mesmo (exercício), 239
Toalha sobre o Rosto Dele (exercício para mulheres), 172-173
Tuttle, Lisa, 176

U

União, 35
Usando o Músculo PC como Controle (exercício), 137-138

V

vagina, 157, 158
vaginismo, 53
vergonha, 69, 98-99
vibradores, 158-159
visualizações, 65-66, 71-73
vitalidade, 87-89
vulnerabilidade, 38

W

What Women & Men Really Want, 36

Este livro foi composto na tipologia Goudy
Old Style em corpo 11/13 e impresso em papel
Offset 75g/m² no Sistema Cameron da Divisão
Gráfica da Distribuidora Record.

Seja um Leitor Preferencial Record
e receba informações sobre nossos lançamentos.
Escreva para
RP Record
Caixa Postal 23.052
Rio de Janeiro, RJ – CEP 20922-970
dando seu nome e endereço
e tenha acesso a nossas ofertas especiais.

Válido somente no Brasil.

Ou visite a nossa *home page*:
http://www.record.com.br